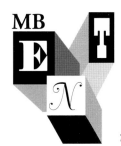

編集企画にあたって……

2021年夏に東京で開催されたパラリンピックは自国開催であることもあり，多数の競技が放映された．放送中に「共生」という単語が連呼され，障害をもつ人との共生社会という考え方の一般社会への浸透にも役にたったと思われる．共生社会の実現こそ，パラリンピックの主旨であり，その概念が普及したことは開催の目的を達したとも言える．パラリンピックの歴史は50年以上前からあるものの，初めて共生社会を定義したのは，2001年WHOによる国際生活機能分類である．また，それを法的に裏付けたのは障害者権利条約である．詳細は総論と廣田栄子先生の原稿に記されている．本書の企画となっているバリアフリーは共生社会を作るための一つの手段である．

耳鼻咽喉科医療は生活の質を向上させる分野を対象としている．しかしながら，共生社会を目指すことよりも，障害を生じる疾患を克服し，リハビリテーションを行うことが医師としての使命になっている現状がある．生活の質の向上に関わる機能を扱う耳鼻咽喉科医にとって，共生社会の概念を理解することは必須であり，かつ，障害者の法的権利を守る立場にいることを常に自覚しなくてはいけない．

以上のことから，本書の編集企画にあたっては，共生社会に寄り添う耳鼻咽喉科医としての知識を得るために，耳鼻咽喉科疾患に関わるテーマを取り上げた．聴覚障害においては，小児難聴に関するコミュニケーションバリアと難聴児教育，高齢者・聴覚障害者のための音のバリアフリーをそれぞれ解説していただいた．平衡障害であるめまいとふらつきを訴え，心理的・物理的障壁をかかえる患者への関わり方，嗅覚障害を起因とする諸課題，構音の異常を有するdysarthriaへの支援機器や方法，吃音に取り組む姿勢や考え方，音声障害の代替え手段，嚥下障害患者の安全な社会生活への取り組み，などの各論について詳細な記述をお願いした．全体に共通する概念であるバリアフリーとバリアフリー・コンフリクトを聴覚障害者について解説し，また障害者が利用できる福祉医療の制度や法律についての概説も執筆していただいた．

本書をお読みいただければ，耳鼻咽喉科医として各種の障害にどう向き合うべきか，全体の概念および各論への考え方など広い知識を学んでいただけるような意図をもって構成した．先生方が生活の質の向上に関わるプロフェッショナルの医師として，共生社会の実現に寄与できる姿勢を身につける，お役にたてれば幸いである．

2021年10月

中川尚志

KEY WORDS INDEX

和　文

欧　文

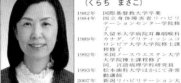

WRITERS FILE ライターズファイル（50音順）

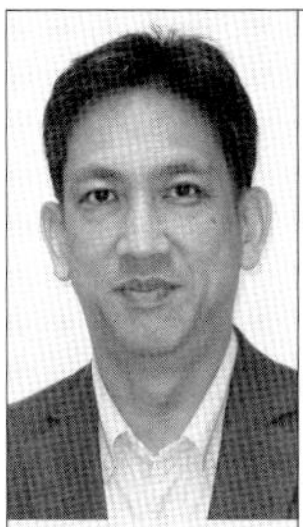

石川 浩太郎
（いしかわ こうたろう）

1992年 自治医科大学卒業
神奈川県立厚木病院
2002年 自治医科大学大学院修了
同大学耳鼻咽喉科学教室
2005～07年 米国国立衛生研究所（NIH）
2013年 国立障害者リハビリテーションセンター病院

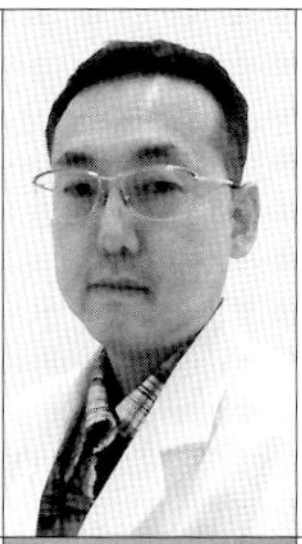

久保 和彦
（くぼ かずひこ）

1996年 九州大学卒業
同大学耳鼻咽喉科入局
2002年 九州大学大学院修了
済生会福岡総合病院耳鼻咽喉科
2004年 千鳥橋病院耳鼻咽喉科，部長
2011年 九州大学病院耳鼻咽喉科・頭頸部外科，助教・講師
2016年 千鳥橋病院耳鼻咽喉科，部長
2018年 同病院，副院長兼耳鼻咽喉科・頭頸部外科，部長

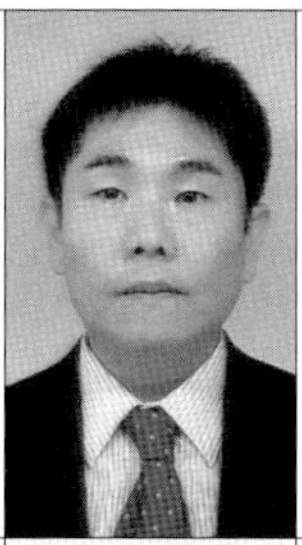

鈴木 宏和
（すずき ひろかず）

2004年 名古屋大学卒業
中部労災病院初期研修
2006年 同病院耳鼻咽喉科
2008年 名古屋大学耳鼻咽喉科入局
2010年 同科，医員
2011年 同大学医学部大学院課程修了
米国ワシントン大学耳鼻咽喉科留学
2012年 名古屋大学耳鼻咽喉科，医員
2013年 半田市立半田病院耳鼻咽喉科
2015年 国立長寿医療研究センター耳鼻咽喉科
2017年 同，医長

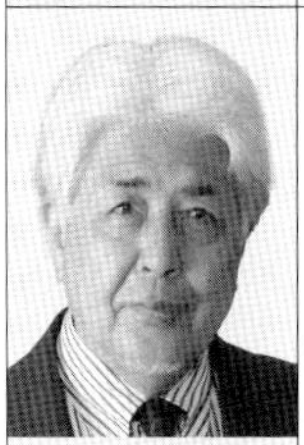

大沼 直紀
（おおぬま なおき）

1965年 東北大学教育学部卒業
1980～81年 ワシントン大学医学部附属中央聾研究所（CID）留学
1984年 国立特殊教育総合研究所難聴教育研究室，室長
1988年 筑波技術短期大学教育方法開発センター，教授
2003年 筑波技術短期大学，学長
2005年 国立大学法人筑波技術大学，学長
2009年 国立大学法人東京大学先端科学技術研究センター，客員教授
2020年 日本財団電話リレーサービス，理事長

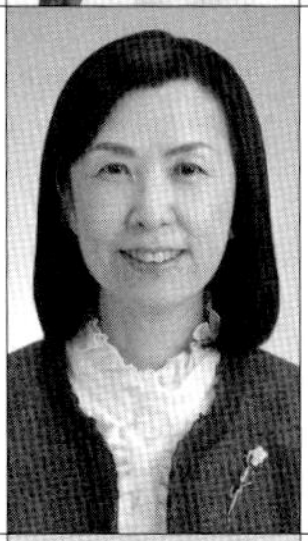

倉智 雅子
（くらち まさこ）

1982年 国際基督教大学卒業
1984年 国立身体障害者リハビリテーションセンター学院修了
久留米大学病院耳鼻咽喉科
1989年 カナダ，ブリティッシュコロンビア大学大学院修士課程修了
1992年 米国ノースウエスタン大学大学院博士課程修了
同，言語病理学科研究員
1993年 松本歯科大学ほかにて非常勤講師
2007年 新潟リハビリテーション大学院大学（現：新潟リハビリテーション大学大学院），教授
2018年 国際医療福祉大学成田保健医療学部言語聴覚学科，教授

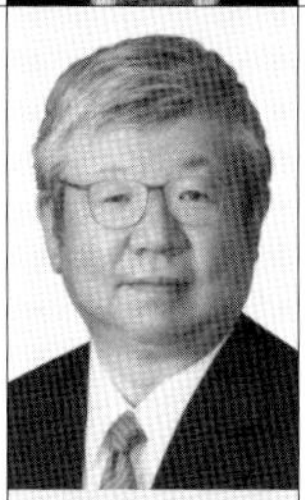

中川 尚志
（なかがわ たかし）

1986年 九州大学卒業
同大学耳鼻咽喉科入局
1991年 同大学大学院修了
1995年 同大学耳鼻咽喉科，助手
1995～97年 米国ベイラー医科大学，研究助手
2004年 九州大学耳鼻咽喉科，講師
2005年 同，助教授
2006年 福岡大学耳鼻咽喉科，教授
2015年 九州大学耳鼻咽喉科，教授

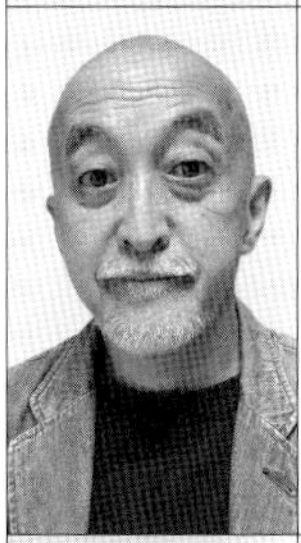

苅安 誠
（かりやす まこと）

1983年 国立リハビリテーションセンター学院修了
1986年 カンザス大学大学院音声言語病理学修士課程修了 MA
福井医療技術専門学校，福井総合病院
2000年 カンザス大学大学院音声言語病理学博士課程修了 Ph.D
九州保健福祉大学，助教授
2009年 北海道医療大学大学院，教授
2012年 鹿児島徳洲会病院医局（音声言語外来）
2015年 京都先端科学大学，教授
2021年 ヒト・コミュニケーション科学ラボ

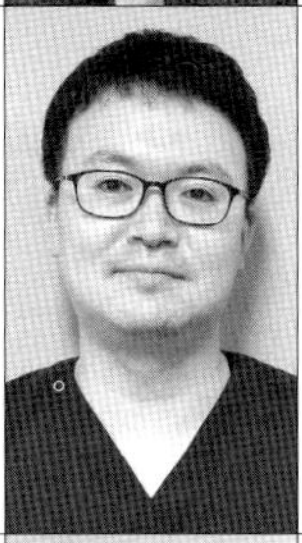

佐藤 剛史
（さとう たけし）

2006年 国際医療福祉大学卒業
同大学東京ボイスセンター
2011年 同大学修士課程修了
2015年 東北大学耳鼻咽喉・頭頸部外科，助手

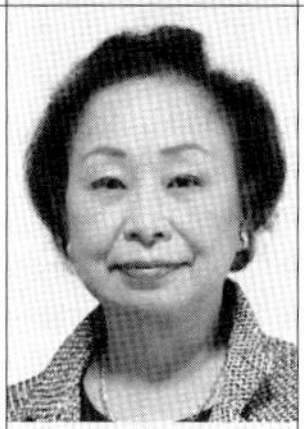

廣田 栄子
（ひろた えいこ）

1974年 立教大学文学部心理学科卒業
1975年 国立聴能言語障害者センター養成所修了
帝京大学附属病院耳鼻咽喉科言語聴覚士
1996年 立教大学心理学科・帝京大学医学部，非常勤講師
1995年 国際医療福祉大学保健学部言語聴覚学科・大学院教授
2005年 筑波大学大学院，教授
生涯発達科学専攻博士前・後期課程専攻長・人間総合科学研究科副研究科長
2018年 筑波大学，名誉教授

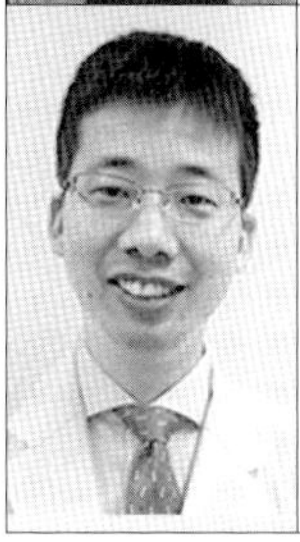

菊池 良和
（きくち よしかず）

2005年 九州大学卒業
宗像水光会総合病院にて研修医
2007年 九州大学耳鼻咽喉科入局
2008年 同大学大学院医学研究院臨床神経生理学博士課程
2012年 九州大学病院耳鼻咽喉科・頭頸部外科，医員
2016年 同，助教

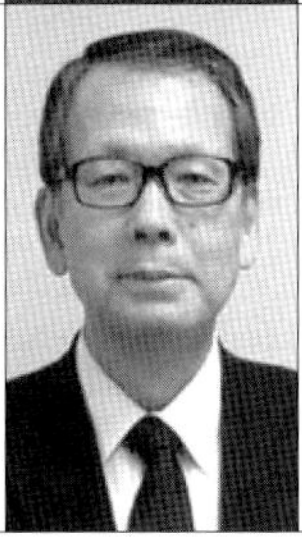

白石 君男
（しらいし きみお）

1975年 福岡大学工学部電子工学科卒業
同大学医学部技手
1985年 同，助手
2002年 九州芸術工科大学音響設計学科，助教授
2003年 九州大学大学院芸術工学研究院，助教授（九州大学との統合により）
2005年 同，教授
2017年 同，名誉教授
福岡大学医学部，客員教授

CONTENTS 耳鼻咽喉科疾患とバリアフリー

編集企画／中川尚志
九州大学教授

Monthly Book ENTONI　No. 265/2021. 12　目次
編集主幹／小林俊光　曾根三千彦

【ENTONI® (エントーニ)】
ENTONIとは「ENT」(英語のear, nose and throat：耳鼻咽喉科) にイタリア語の接尾辞 ONE の複数形を表す ONI をつけ，耳鼻咽喉科領域を専門とする人々を示す造語．

好評

まず知っておきたい！

がん治療のお金，医療サービス事典

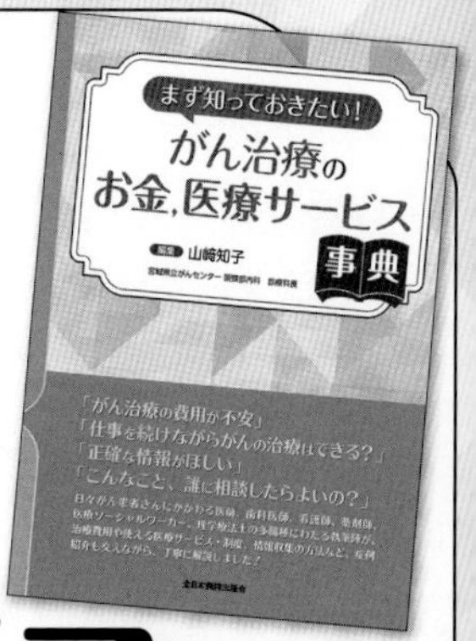

編集　山﨑知子（宮城県立がんセンター 頭頸部内科　診療科長）

2021年6月　定価2,200円（本体2,000円）　A5判　244頁

治療費用や使える医療サービス・制度、正しい情報収集の方法など、がん治療にあたってまず知っておきたい知識を一冊にまとめました。
患者さんからよくある質問や、症例紹介も交えながら、日々がん患者さんにかかわる医師、歯科医師、看護師、薬剤師、理学療法士、医療ソーシャルワーカーの多職種にわたる執筆陣が、丁寧に解説しました！

主な目次

イラスト・図・表が豊富で読みやすい！

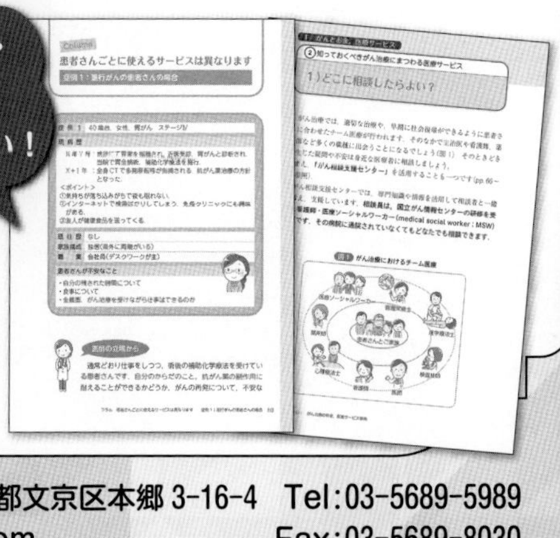

さらに詳しくはこちら

全日本病院出版会
〒113-0033 東京都文京区本郷 3-16-4　Tel:03-5689-5989
www.zenniti.com　Fax:03-5689-8030

MB ENT, 265：1-6, 2021

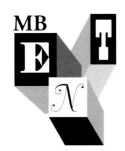

◆特集・耳鼻咽喉科疾患とバリアフリー

総　論
―障害の定義と国際生活機能分類から考える支援―

中川尚志*

Abstract　「疾病に由来する障害」は以前，個人モデルでとらえられていた．不利益に面するのは「その人に障害があるから」であり，克服するのはその人と家族の責任だと考えられていた．一方，2001年にWHOで採択された国際生活機能分類(ICF)は，社会モデルに基づき，障害を定義し直している．障害とは，身体の損傷，活動の制約，参加の制限が含まれる包括的な用語である．つまり，障害者が受ける不利益は，社会が「障害(障壁)」を作っているからであり，取り除くのは社会の責務だと定義している．「疾病」から「障害」に至る過程は多層的なので，多層的な介入が必要である．ICFに基づく視点は医師にとっても大切な概念である．

Key words　国際生活機能分類(International Classification of Functioning, Disability and Health)，社会モデル(social model)，心身機能／身体構造(body functions and structure)，背景因子(contextual factors)，活動(activity)，参加(participation)

はじめに

医療者は障害というとどうしても疾患としての障害にとらわれてしまうことが多い．一方，近年のインクルージョン社会の啓発に伴い，障害に付随することにも目を向ける姿勢も必要である．本稿では本書のテーマであるバリアフリーが，現在，どのようにとらえられているかを理解する背景となる概念について触れた．障害についての考え方を定義したのは国際生活機能分類である．前述したインクルージョン社会の基本的概念である社会モデルを提唱した．この概念の法的裏付けを定めた障害者権利条約も知っておくべきである．理解を深めるために国際生活機能分類からみた脳性麻痺と聴覚障害を具体的な例として取り上げた．

国際障害分類と国際生活機能分類

国際障害分類と国際生活機能分類の関係は(公財)日本障害者リハビリテーション協会のHPに詳細に説明されている[1]．以下の内容の一部は引用，改変したものである．

医療や生活の質の向上に伴い，障害者の人権という概念が生まれた．概念を形成するための議論を経て，1980年に国際障害分類(International Classification of Impairments, Disability and Handicaps；ICIDH)がWHOより提唱され，障害を階層的に説明した．疾患が機能・形態異常をおこす．その結果，能力障害が生じ，社会的不利(益)を産む．能力障害による社会的不利(益)は不可避なので，能力障害を克服するためにリハビリテーションを行う．これらの階層は相互依存でなく，独立性をもっているので，リハビリテーション医療では能力障害が克服できなくても補装具により社会的不利(益)は回避できるとみなす．その結果，機能回復が十分にできなくても豊富な技術や手法で障害者の権利は確保できると考える．また，補装具は潜在的な能力を伸ばす利点をもっている．一方，ICIDHはその提唱後も議論が続けら

* Nakagawa Takashi，〒812-8582 福岡県福岡市東区馬出3-1-1　九州大学大学院医学研究院耳鼻咽喉科学分野，教授

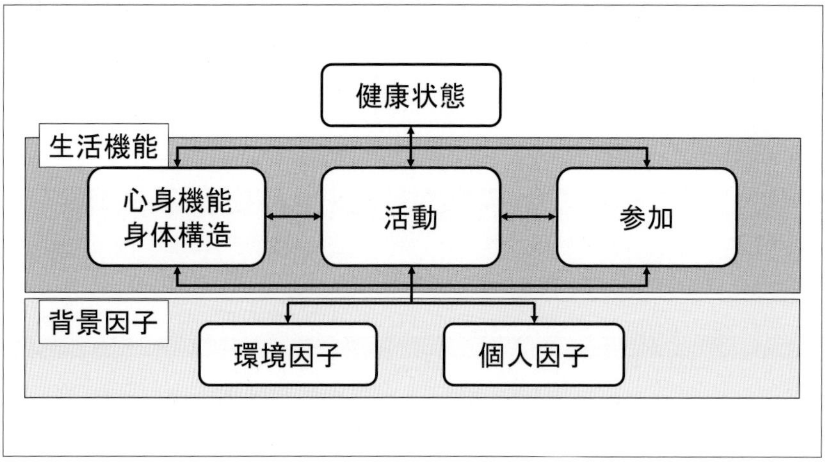

図 1.
国際生活機能分類(International Classification of Functioning, Disability and Health；ICF)

れた．ICIDHは客観的事実しか扱っておらず，障害者の劣等感や心的苦痛，文化を含めた社会環境に配慮されていない．ICIDHによる疾病に由来する障害は個人モデルでとらえられており，不利益に面するのは「その人に障害があるから」であり，克服するのはその人と家族の責任だとも解釈できる．

このような様々な議論の過程を経て，改訂がなされたものが2001年にWHOにより採択された国際生活機能分類(International Classification of Functioning, Disability and Health；ICF)である．障害とは身体の損傷，活動の制約，参加の制限が含まれる包括的な用語と定義されている．このことはICIDHの階層モデルと同じである．しかし，社会モデルに基づいて障害を肯定的にとらえるために，機能障害を「心身機能・構造」，能力障害を「活動」，社会的不利を「参加」と表現した．障害に対応して，3階層を包括する「生活機能」が使われるようになった．

ICFによるモデルを図1に示した．ICIDHで疾患／偏重だったものが，「健康状態」と表現されている．「健康状態」と「生活機能」はそれぞれの階層と双方向に関係している．これに加え，「環境因子」と「個人因子」を「背景因子」として「生活機能」に影響する因子として加えた．社会モデルとは，障害者が受ける不利益は，社会が「障害(障壁)」をつくっているからであり，取り除くのは社会の責務と考える概念である．「疾病」から「障害」に至る過程は多層的なので，不利益の除去には多層的な介入が必要となる．ICFに基づく視点はリハビリ関連の療法士だけでなく，障害を扱う医師にとっても非常に大切な概念である．

障害者権利条約[2)]

2001年の国連総会で「障害者の権利及び尊厳を保護・促進するための包括的・総合的な国際条約」が提案され，2006年に国際人権法に基づく条約として採択された．

ICFはリハビリテーションや福祉の観点で定義された概念であるが，障害者権利条約は人権の視点に立っている．ウィーン宣言の基本原則である「全ての人権と基本的自由が普遍的であり，不可分であり，相互に依存し，相互に関連している」に則っている．障害者が差別や貧困にさらされやすい現状を認識し，個人および社会は人権を増進および擁護のために努力する義務と責任を負うと明記している．前述した社会モデルを「障害は個人でなく社会にある」と明確に定義している．「われわれのことをわれわれ抜きで決めるな(Nothing about us without us!)」との言葉に代表されるように障害者の視点に立っている．当事者の自尊心，個人の自主権と身体に対する自己決定への不可侵性の保護，生活のあらゆる場面における差別禁止，障害に由来する社会からの隔離や孤立の防止，社会参加の権利，インフォームドコンセントの権利，偏見やステレオタイプに抗する政策の必要性，人間の多様性と人間性の一部としての障害のある人の受容，障害児の能力の尊重，障害児の

表 1. 障害者権利条約　第二条

この条約の適用上， 「意思疎通」とは，言語，文字の表示，点字，触覚を使った意思疎通，拡大文字，利用しやすいマルチメディア並びに筆記，音声，平易な言葉，朗読その他の補助的及び代替的な意思疎通の形態，手段及び様式(利用しやすい情報通信機器を含む.)をいう. 「言語」とは，音声言語及び手話その他の形態の非音声言語をいう. 「障害に基づく差別」とは，障害に基づくあらゆる区別，排除又は制限であって，政治的，経済的，社会的，文化的，市民的その他のあらゆる分野において，他の者との平等を基礎として全ての人権及び基本的自由を認識し，享有し，又は行使することを害し，又は妨げる目的又は効果を有するものをいう．障害に基づく差別には，あらゆる形態の差別(合理的配慮の否定を含む.)を含む. 「合理的配慮」とは，障害者が他の者との平等を基礎として全ての人権及び基本的自由を享有し，又は行使することを確保するための必要かつ適当な変更及び調整であって，特定の場合において必要とされるものであり，かつ，均衡を失した又は過度の負担を課さないものをいう. 「ユニバーサルデザイン」とは，調整又は特別な設計を必要とすることなく，最大限可能な範囲で全ての人が使用することのできる製品，環境，計画及びサービスの設計をいう．ユニバーサルデザインは，特定の障害者の集団のための補装具が必要な場合には，これを排除するものではない.

(文献 2 より)

アイデンティティの保持の権利などが述べられている.

第二条の定義を表 1 に示した．言語，文字の表示など様式を含む 「意思疎通」の確保と　音声言語および手話その他の形態の非音声言語を「言語」として扱うこと，政治的，経済的，社会的，文化的，市民的その他のあらゆる分野における障害に基づくあらゆる区別，排除または制限の排除を示した「障害に基づく差別」，すべての人権および基本的自由の確保ために必要かつ適当な変更および調整を求めた「合理的配慮」，最大限可能な範囲ですべての人が使用することのできる製品，環境，計画およびサービスの設計をする「ユニバーサルデザイン」などが障害者の権利に関係する事項であると定義している.

これらに基づく，一般原則と一般的義務，平等および無差別の保証，障害のある女子または児童への考慮，意識の向上，施設およびサービスなどの利用の容易さを確保することを求めた．また，生命に対する権利と危険な状況および人道上の緊急事態，法律の前にひとしく認められる権利，司法手続きの利用の機会，身体の自由および安全，拷問または残虐な，非人道的な若しくは品位を傷つける取扱いもしくは刑罰からの自由，搾取，暴力および虐待からの自由，個人をそのままの状態で保護すること，移動の自由および国籍についての権利，自立した生活および地域社会への包容，個人の移動を容易にすること，表現および意見の自由並びに情報の利用の機会，プライバシーの尊重，家庭および家族の尊重，教育，健康，ハビリテーション(適応のための技能の習得)およびリハビリテーション，労働および雇用，相当な生活水準および社会的な保障，政治的および公的活動への参加，文化的な生活，レクリエーション，余暇およびスポーツへの参加，について記載した．また，これらを担保するために，国レベルでの統計および資料の収集と国際協力，国内における実施および監視，障害者の権利に関する委員会の設立，締約国による報告，報告の検討，締約国と委員会との間の協力を求めた.

本邦では障害者基本法に伴って障害者差別解消法が 2013 年に成立し，「障害者の権利に関する条約」を批准，国連で承認された．本邦において，inclusion(共生)の概念および障害者の人権が法的根拠をもつことになった.

ICF の実際の考え方とバリアフリー

法制化されたとしても一足飛びにそのような社会が実現するわけではない．まず理解を深めるために実際に目にすることが多い脳性麻痺について述べる．脳性麻痺とは胎児期より出産後 4 週間までに発生した脳の損傷によって引き起こされる運動機能の障害である．四肢の麻痺，硬直，不随意運動を主体とし，知的発達遅滞などを合併することがある．脳性麻痺の ICF による考え方を図 2 に示した．それぞれの因子は「双方向的」であり，「筋力低下」は「移動困難」につながるが，「移動困難」であることが，さらに廃用萎縮につながっ

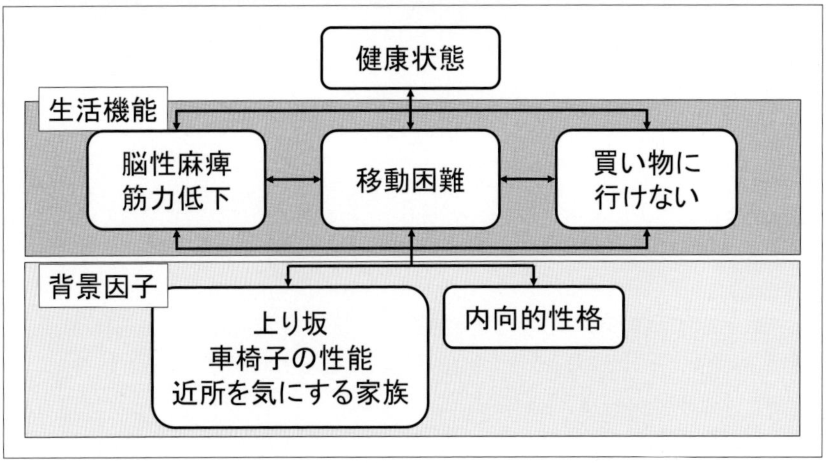

図 2.
ICF からみた脳性麻痺

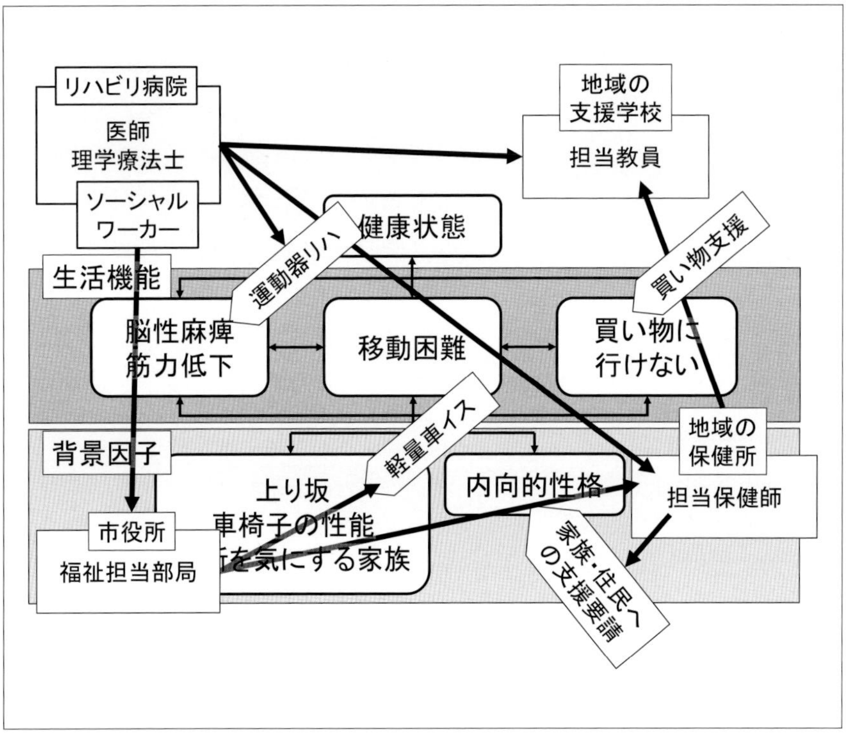

図 3.
脳性麻痺への対応

て「筋力低下」を招く．「買い物」の経験の少なさが，心理的な忌避感を起こして移動困難を強化する．さらに，図 2 に挙げたような「環境因子」と「個人因子」が，背景因子として生活機能に影響を与える．図 3 に社会モデルによる支援の一例を示した．ICIDH の個人モデルの考え方では脳性麻痺を専門とする医療機関の医師と理学療法士が運動リハを行い，本人の筋力の向上をはかる．これに加え，活動・参加のための補装具である車椅子などが公的に支給される．ICF に基づくと，背景因子へ様々な支援がなされる．通常の車椅子では移動の制限が十分に取り除かれていないと考えた医療機関から補装具の基準外交付の意見書を作成，ソーシャルワーカーが自治体の福祉担当部署と連絡をとり，軽量車椅子の交付につなげる．同時にソーシャルワーカーまたは福祉担当部署が地域保健所の保健師に連絡をとり，家族や周辺住民へ支援を働きかける．また，自治体は階段をなくし，車椅子の使用環境の確保を法的に行う．バリアフリー社会とはこのように医療機関や自治体，地域保健所，特殊支援学校などの社会的資源を利用して，障害者が住みやすい社会を整え，障害者が住

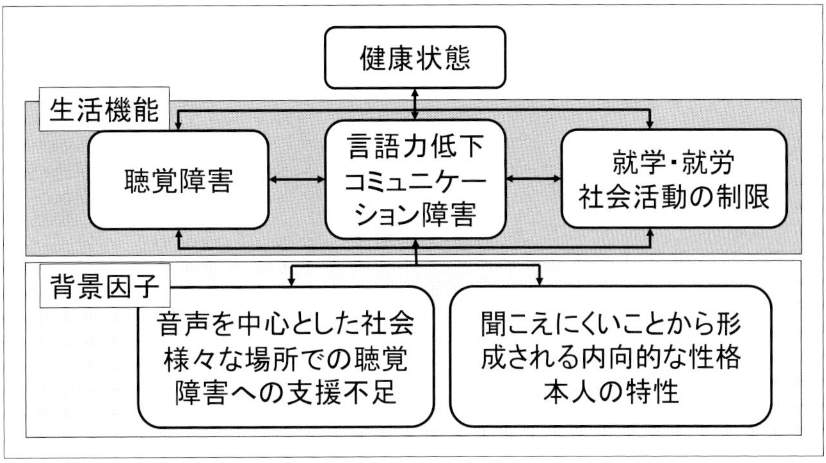

図 4.
ICF からみた聴覚障害

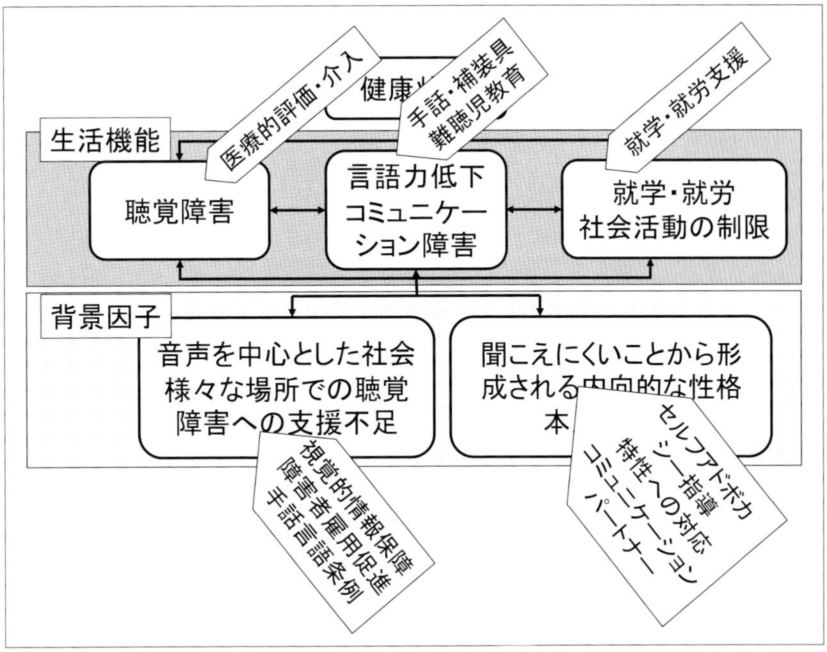

図 5.
聴覚障害への対応

みやすい世界を作り，障害によって制限を受けることがない，障害者の人権が守られた社会のことを指す．

筆者の専門分野である聴覚障害をICFより考えてみる．まず生活機能であるが，聴覚障害があるために言語力の低下やコミュニケーション障害などの活動が制限される．この結果，就学や就労，社会活動への参加が困難になる．この原因としては，音声情報を中心とした社会であり，様々な場所での視覚的情報保障不足などが環境因子として挙げられる．個人因子としては，就学期または社会生活において周囲とのコミュニケーションの困難さを感じてどうしても遠慮がちになってしまい，不十分な情報で判断しがちになる，聴覚障害を原因として形成される内向的性格があらわれる．また，本人が本来もっている特性も加味される．聴覚障害に対しては，その特性を評価し，対応ができるものには医学的介入を行う．言語力の低下には手話の導入，補聴器や人工内耳を用いた聴覚補償とともに難聴児教育が必要となる．言語習得期後難聴においても補聴器や人工内耳，手話の導入などで対応する．就学においては聴覚特殊支援学校や難聴学級，通級指導などの教育的支援，就労においてはジョブコーチなどによる就労支援と就労継続支援が大切である．環境因子に対しては視覚的手段を用いた情報保障の充実，障害者雇用促進法や手話言語条例の制定などの法的整備が挙げられる．就学期には，自分の障害の特性と権利を知り，自分で対処し，かつ相手と交渉できる技術を身につけるセルフアドボカシー指導で，外向的な姿勢を身につけ，自尊心をえる．言語習得期後の成人聴覚障害者においても同様で，周囲とのコミュニケーションを支援するコミュニケーションパートナーの確保などが必要である．従来のように補装具の充実や言語発達遅滞のみに着目し，難聴のみにとらわれることなく，難聴者本人の自尊心の育成・支援という視点も大切である．また，耳鼻咽喉科医としてはどうしても音声言語の確保に注力しがちであるが，障害者権利条約で手話その他の形態の非音声言語を「言語」として扱うことが定義されており，手話を音声言語と並列で扱い，尊重する姿勢も医療者に必須である．

おわりに

言語聴覚士の国家試験委員をした経験があるが，リハビリテーション療法士の世界ではICFから障害をみる考えは当たり前のこととなっている．一方，医師の世界でICFの理解は薄く，ICFに基づいた態度をとることができないことも見受けられる．ICFは障害者権利条約で法的な根拠に裏付けられた概念である．2021年夏に東京で行われたパラリンピックは共生社会を本邦に印象付ける大会であった．これらの概念を知り，身につけることは生活の質にかかわる耳鼻咽喉医として重要なことである．

謝　辞

早島クリニック院長で九州大学臨床教授の福島邦博先生には障害に対する筆者自身の考え方や医療姿勢に対して，常に多大なる助言をいただいています．ここに深謝いたします．

文　献

1) 上田　敏：国際障害分類初版(ICIDH)から国際生活機能分類(ICF)へ—改定の経過・趣旨・内容・特徴—.（公財）日本障害者リハビリテーション協会(JSRPD)HP. https://www.dinf.ne.jp/doc/japanese/prdl/jsrd/norma/n251/n251_01-01.html(2021年10月6日閲覧)

Summary 国際障害分類初版と国際生活機能分類の主旨，違い，改訂点についてわかりやすく説明している．

2) 障害者の権利に関する条約(2014年1月30日掲載)．外務省HP. https://www.mofa.go.jp/mofaj/fp/hr_ha/page22_000899.html(2021年10月6日閲覧)

Summary 障害者の権利に関する条約の和訳を掲載している．国際的な障害者の権利についてのコンセンサスが詳細に記載されている．

MB ENT, 265：7-15, 2021

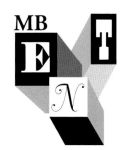

◆特集・耳鼻咽喉科疾患とバリアフリー

難聴によるコミュニケーションのバリアと多様性の動向

廣田栄子*

Abstract 近年，補聴器・人工内耳などの機器開発と医療・療育・教育技術の向上により，聴覚障害児では保有する聴覚の活用とその有効性が注目されている．一方で，手話などのコミュニケーション法の意義や，難聴程度や補償機器にかかわらず聞こえの困難さに応じた支援の必要性について指摘があり，情報・コミュニケーションのバリアの解消と選択の多様性について社会的な理解が求められている．

そこで，本稿では，難聴により生じるコミュニケーションのバリアと解消に向けた支援について，国内外の法的背景と聴覚障害児の教育体制などの実態について検討し，発達課題やコミュニケーションモード選択の背景と課題について諸外国状況と比べて考察した．

Key words 聴覚障害児(children with hearing impaired)，障害者差別解消法(Act for Eliminating Discrimination Against People with Disabilities)，コミュニケーション方法(communication mode)，多様性(diversity)，インクルーシブ社会(inclusive society)

はじめに

近年，補聴器・人工内耳などの機器開発と医療・療育・教育技術の向上により，聴覚障害児では保有する聴覚の活用とその有効性が注目されている．一方で，手話などの視覚コードによるコミュニケーション法の意義や，難聴の程度や補償機器にかかわらず聞こえの困難さに応じた支援の必要性について指摘があり，情報・コミュニケーションのバリアの解消と選択の多様性について社会的な理解が求められている．

世界保健機構(WHO)によると，2001年に「国際生活機能分類」(International Classification of Functioning, Disability and Health；ICF)による包括的な障害理解の枠組みが提唱された．それまでは，「国際障害分類」として疾病で生じた障害種の分類(International Classification of Impairments, Disabilities and Handicaps；ICDH, 1980)が用いられ，ICFでは障害の三層(機能障害，能力障害，社会的不利)の枠組みを継承して，障害された状態を「機能・構造障害」「活動制限」「参加制約」と改正した．障害は当事者の疾病状況のみで生じるのでなく，環境や個人因子との相互作用に起因するとして，その構成要素をコード化して統計処理をし，多分野での障害理解の共有化を図った．「生活機能(functioning)」とは，障害のある人のネガティブな面だけでなく，人間生活全体への影響について包括した用語とした．聴覚障害部会では，世界6地域の研究者・臨床家・当事者により，難聴によって生じる‘障害’を構成する概念要素について分類・定義して統計学的な解析後に，コミュニケーションは活動と参加の生活機能を構成する主な概念要素とする点で合意した(The ICF Core Sets for Hearing Loss, 2014)[1]．

そこで，本稿では，難聴によるコミュニケーションのバリア(障壁)と解消に向けた支援について，国内外の法的背景と，とくに学童・青年期の難聴における情報・コミュニケーション障害に関

* Hirota Eiko, 〒112-0012 東京都文京区大塚3-29-1 筑波大学，名誉教授

表 1. 障害者権利条約：コミュニケーションに関する用語の定義

用語	定義
意思疎通	言語，文字，点字，触覚などのモード，拡大文字，マルチメディア，筆記，音声，朗読他の補助および代替的な意思疎通の形態と手段および様式(情報通信機器を含む．)をいう．
言語	音声言語および手話その他の形態の非音声言語をいう．少数民族による音声以外の形態での意思疎通の手段を音声と同等とし，劣位とする考えを排除した．
障害に基づく差別	障害に基づくあらゆる区別，排除または制限であって，政治的，経済的，社会的，文化的，市民的他のあらゆる分野において，他の者との平等を基礎として人権および基本的自由を認識し，享有し，行使することを妨げるものをいう．
合理的配慮：reasonable accommodation	障害者が他の者との平等を旨として人権および基本的自由を享有し，または行使するための必要かつ適当な変更および調整で特定の場合において必要とされるものである．均衡を失した，または過度の負担を課さないものをいう．

連する研究報告について検討し，実態と課題について考察を試みた．

生活機能のバリアと解消(バリアフリー)に向けた国内外の法制化

国際的潮流では2006年の国連総会において，障害者の権利および尊厳を保護し，促進するための包括的な国際条約として「障害者の権利に関する条約」(障害者権利条約)[2]が採択された．本邦では，2007年に同条約に署名し，その後，条約締結に向けて国内法の整合性に向けた改正が進められ，2013年に同条約の批准に至った．「障害者基本法」(2011)，「障害者の雇用に関する法律」，「児童福祉法」(2012)の改訂，2007年に学校教育法などの一部を改正し，「特殊教育」から個別ニーズに応じた「特別支援教育」への移行などが行われた．

また，2006年には，65歳以上の高齢者人口が20%を超え，出生率1.32と超少子高齢化社会の状況から，障害の有無や年齢，性別などにかかわらず，国民一人ひとりが自立し互いに支え合う「共生社会」の実現を目指して，関係府省を一体とした「バリアフリー化推進要綱」が策定された(2008)[3]．国土交通省の移動などに関する施策とともに「心のバリアフリー」と心と体の両面にわたる社会のバリアフリー化を推進する方針が示された．

なお，「障害者権利条約」では「コミュニケーション」に関連する用語は，表1のように定義され，批准の締結国には，障害者が適切な意思疎通によって，表現および意見の自由についての権利を行使できるように適当な措置をとることが規定されている．

障害者差別解消法と，国内の情報・コミュニケーションのバリアフリー

国内法の整合として，2016年に「障害を理由とする差別の解消の推進に関する法律」(障害者差別解消法)[4]が施行された．これまでは，関係機関や担当者の判断によって情報保障の実施が検討されてきたが，同法の施行により法的順守(コンプライアンス)の観点で，国公立事業所や学校では情報保障などの「合理的配慮」の提供が義務とされた．また，2021年5月には同法の改正案が成立し，これまで，民間事業所や私立学校で努力義務であった合理的配慮について今後3年の猶予期間で施行を目指すこととなった．

また，同法を背景として当事者の要望が高まり，413自治体での手話言語条例や，87自治体で情報・コミュニケーション条例の制定が全国で検討されるようになった．さらに，2021年7月から，ろう者／難聴者が電話利用する際の「電話リレーサービス」が公共インフラとして始められ，通訳センターを介して，手話や文字での入力情報を聴力正常者には音声に変換して通話するサービスが実施されている(総務省)[5]．

本邦と諸外国における聴覚障害児の教育支援

聴覚障害児の教育支援体制(2020年)から，教育場面の情報・コミュニケーションについて検討すると(表2)，義務教育段階の聴覚障害児(計6,905人)は，聴覚特別支援学校には計2,807人(小学部：1,761人，中学部：1,046人)が通い，計4,098人は地域の通常校に通いながら特別支援学級(在籍1,900人)または，特別支援学級(通級2,198人)

表 2. 聴覚特別支援学校，特別支援学級に通う児童生徒数

	小学校 n	小学校 %	中学校 n	中学校 %	計 n	計 %
聴覚特別支援学校	1,761	35.9	1,046	52.2	2,807	40.7
聴覚特別支援学級(在籍)	1,364	27.8	536	26.7	4,098	59.3
聴覚特別支援学級(通級)	1,775	36.2	423	21.1		
計	4,900	100.0	2,005	100.0	6,905	100.0

(文部科学省，2020で作表)

を利用し(文部科学省)，特別支援学校40.7%に対し，地域校と特別支援学級併用は59.3%になる．

ところで，日本耳鼻咽喉科学会学校保健委員会による国公立学校の定点調査(2019)[6]では小学生268,410人中，感音難聴児は0.3%(両側難聴：0.16%，一側難聴：0.14%)在籍し，中学生123,874人中0.35%(順に0.17%，0.18%)と報告されている．人口統計(小学生6,268,000人，中学生3,208,000人)を用いて，学齢期の感音難聴児を検討すると約30,000人(内，両側性感音難聴児15,483人)と推計される．

そこで，義務教育段階での特別支援教育の捕捉率は23.0%と推計され，23,127人(77%)の聴覚障害児は地域の通常校で教育を受けており，13.6%が併せて聴覚特別支援学級を利用し，9.3%が聴覚特別支援学校に通い，支援の不十分なインクルーシブ教育の現状が推測される．通常校に通いながら児童発達支援事業所，医療施設，クリニックなどでの支援指導を受けたり，または支援のない事例も想定される．一側性難聴や軽中等度難聴なども含まれ，難聴程度，難聴種類，難聴耳側により必要な支援内容は一律ではないが，通常校に通う児童生徒の合理的配慮として，情報・コミュニケーションバリアの解消が喫緊の課題といえる．

諸外国の教育体制としては，英国(CRIDE, 2018)[7]では，学齢期の聴覚障害児(n＝43,614)の78%が通常校に通い，6%が併せて難聴学級(resource room)に通い，3%は聴覚特別支援学校に通い，12%は聴覚以外の特別支援学校に通うと報告している．

米国(IDEA, 2018)[8]では，地域校での学習時間／日(%)で，教育体制を分類しており，学齢期の聴覚障害児の68.0%が地域校(80%以上学習)に通い，25.6%が併せて難聴学級(79%以下学習)に通い，11.5%が聴覚特別支援学校などの地域校以外に通うと報告している．本邦同様，米国・英国では学齢期の聴覚障害児の大多数は，現在，インクルーシブ環境での教育体制にあり，情報・コミュニケーション支援のあり方が重要になる．

なお，聴覚障害に発達障害など他障害を重複する児について，英国(22%)，米国(41%)で支援を必要とし，本邦では聴覚特別支援学校幼稚部で25%と重複による遅滞の課題[9]があり，コミュニケーション法の選択には言語習得の容易さについての個別状況の配慮が必要になる．

聴覚障害と情報・コミュニケーションの制約：生涯発達の影響

聴覚障害により生じる情報・コミュニケーションのバリアと，必要な支援については，小児から成人までの各時期にその特徴が指摘されている．

乳幼児期には，母子コミュニケーションによって言語・感情・情緒・思考など基礎的な能力や愛着関係など人間関係の基盤が形成される．幼児は，主に母親の語りかけによって言語を獲得し[10]，聴覚障害では語音知覚，音声産生，言語知識の獲得など基礎的な発達に影響を及ぼす．そこで，乳児期の早期難聴診断と介入によるコミュニケーション支援が小児発達に及ぼす影響が大きく[11]，新生児聴覚スクリーニング検査後に療育・教育を開始するまでの感覚遮断期間の短縮が重要とされている．

小児期・青年期には，コミュニケーションを通じて，言語や文化・規範，さらに現代社会に必要とする知識と技能が獲得される．学童期の情報・コミュニケーションバリアにより，日本語の書記

技能や教科学習の達成度，また，仲間との交流や集団活動への参加に制約が生じる[12]．さらに，会話の聴取努力(listening effort)や理解の不全感が継続することで生じる疲労やストレス，自己有効感(self-efficacy)の低下に教育支援が必要になる．

成人期には，就労を通じて社会的生産に携わり社会への帰属が進むことになる．就労活動と職場適応にかかわり[13]，社会的成功や経済力など人生の満足度に影響を及ぼす．さらに，高齢難聴での孤立は社会的交流と自立的生活の継続に支援を要し，精神疾患や健康寿命のリスク[14]について検討されている．英国のランセット認知症委員会[15]では，小児期から高齢期のlife-stageでの各種の認知症発症リスク因子計35%のうち，中年期の難聴は9%のリスク因子として，その後の認知症発症を低減する修正可能な因子と報告した．

そこで，聴覚障害による情報・コミュニケーションのバリアの解消には，人間関係，学習，社会帰属・活動に関する広範な影響についての理解が必要とされ，生活をする当事者視点(person-centered)で，解消に向けた包括的な支援と代替的保障が重要といえる．

コミュニケーション方法と多様性

聴覚障害者のコミュニケーション方法[16]には，視覚的コードによる手話言語と，音声コードによる音声言語があり，固有の言語記号の体系を有する．また，コミュニケーションは社会的な交流手段であり，音声の選択では聴力正常者の多いインクルーシブ社会への円滑な統合，手話ではろう者のコミュニティと手話を重視する言語文化への帰属の選択になると考えられる．

言語獲得期には，補聴器や人工内耳による聴覚補償に基づいて，聴覚口話法(auditory-oral)では，聴覚を活用して音声言語を獲得し，必要に応じて読話を併用したコミュニケーションを促す．聴覚音声法(auditory-verbal)では読話を抑制し，音声聴取により聴覚を活用する．指文字は，日本語の音韻に対応して手の形で表す．

手話法(sign)は手の形や動き，動作，表情を用いる．音声対応手話は，日本語の語順で音声を伴って手話を表出し，教育場面では指文字で助詞や固有名詞などを挿入して日本語学習に繋げる．日本手話は，ろう者社会で発展してきた手話で，手や表情などの形態(手の形，位置，動き)と文法(スペース，タイミング，模倣)で微妙で豊富な情報を備え，音声は使用しない．

キュードスピーチ(cued speech)は，子音部を手のサインで表し，同時に口型と音声で母音部を表す．訓練時の構音動作を会話時に汎用させるサインとして始まり，コミュニケーションでの恒常的な使用では地域性が課題になる．

バイリンガル法(Bilingual-Bicultural；Bi-Bi)は，北欧諸国で始まり，幼児期に手話言語を母語として学び，後に書記により地域言語を併用して学習する．近年では，人工内耳や補聴器性能が向上し，手話と音声言語を併用する手法(Bimodal-Bilingual)[17]が増加した．米国では，人工内耳を装用し音声言語を併用するろう者や，ASL(American Sign Language)以外のスペイン系や黒人手話使用者(Black Deaf and Hispanic Deaf individuals)がろう者社会の中で多様性を求め，現代のDeafhoodの構造が問われている．

トータルコミュニケーション[18]は，1960年代にRay Holcombが提唱し，個にもっとも適したあらゆる手法(音声，手話，指文字，文字，読話，聴能)を用いるバリアフリーの教育理念で指導手法としては定義が曖昧になる．

なお，言語獲得期の会話で聴覚音声モードを習得した場合にも，青年期に会話情報の増加に伴ない手話を併用することが少なくない．

コミュニケーション法の選択と獲得に関連する要因

コミュニケーション法は，家庭や地域で共有し交流して学習を続け，母語の充実に繋げることから，長期にわたる一貫した教育指導と家庭の協力，共通した会話法を用いる環境が必要とされる．

米国調査では，聴覚障害児の90％が聴力正常(聴者)の両親の家庭に生まれ，10％が聴覚障害をもつ親の家庭(片親：7％，両親：3％)に生まれると報告されている[19]．そこで，聴者家庭では，両親には聴覚障害児にわかるように話しかけ，視覚情報を配慮し，早期に療育を開始して言語学習のバリアを低減することが母語の獲得に重要と考えられている．ろう者家庭では両親は，手話の導入により理解が容易なコミュニケーション基盤をもち社会性や情緒が育まれる[20]，しかし，手話は主に単語の動作表現であり教育過程では書記言語に向けた音韻意識の形成と日本語の完成が重要な課題になる．

乳幼児期のコミュニケーション法の選択は家族を中心に[21]，十分な情報を提供して教育観や養育観に基づいた選択ができるよう支援が必要である．同障児をもつ家族・聴覚障害青年や成人と交流して，家族は，stigmaに捉われずに成長への期待と養育の展望が得られ障害の受け入れが進む．さらに，聴覚障害児の成長過程で手話を習得することによって障害に向き合い，自尊感情を確認することが多いと考えられる．

ところで，聴覚音声のコミュニケーションモードの学習については，基本的に，難聴の程度が軽く，語音聴取能や記号処理認知能が良好であれば容易になり，これらの要因にリスクがあれば学習は困難になる．読話・手話・身振りなど視覚情報の併用は，学習の難易度や緊張を低下する．そこで対象児の言語獲得の可能性と家族の音声獲得の希望など意向を確認し，個に応じたコミュニケーションモードの適用についてのアセスメントと合意が必要な時代といえる．

国内の教育・療育施設における
コミュニケーション法の実際について

児童発達支援センターや児童発達支援事業では，地域の幼稚園や保育園，学校へのインクルーシブ教育支援として，主に聴覚口話法や聴覚音声法が用いられている．聴覚特別支援学校調査では，幼稚部(2～5歳児)のコミュニケーション法では聴覚口話法と手話法の併用が75.2％ともっとも多く，聴覚口話法15.1％，手話法4.7％と報告[9]されており，中等部など教科学習の情報量が増加するとともに手話使用率は高まる．

聴覚音声コミュニケーションの習得には，聴取能の要因の関与は大きく人工内耳を装用する先天性重度聴覚障害児では，語音明瞭度について平均64％(レンジ0～100％，n＝132)と報告[22]などがあり，音声聴取能の著しい改善により中等度難聴児のように音声言語使用が可能になる例が多い．一方で，語音明瞭度の個人差が大きく，言語獲得が困難で術後に手話法を選択する事例もある．上記の聴覚特別支援学校調査で，90 dB以上の幼児の69.4％が人工内耳を装用しており，すべての学齢児童生徒で34％[23]と併用条件での言語獲得も進められている．

英国[7]においては，高度重度聴覚障害児(9,427人)では，64％は学校等教育施設で音声言語(英語またはウェールズ語)を用いている．22％は同音声言語と手話を併用し，9％は手話言語(イギリス手話またはアイルランド手話)をコミュニケーション法とすると報告がある．なお，聴覚障害児全体の13％は家庭で他国語音声を併用し多言語環境にあることを報告している．

米国[8]では，1975年の公法94-142に基づき，多くの聴覚障害児は通常校での教育と，多様なコミュニケーション法の選択を保障している．Gallaudet大学研究所による初等中等教育期の聴覚障害児を対象とした大規模な年次調査[24][25]では，聴覚口話法51.4％，手話と音声の併用法20.2％，手話法17.4％，キュードスピーチ8％であり，スペイン語系29.8％と多言語環境にあることを報告している(2013)．

図1に，米国の学齢期聴覚障害児のコミュニケーション法の推移[25]を示した．1980年初頭に，伝統的なろう教育から手話と聴覚口話法のバイリンガルモデル(Deaf Bilingual-Bicultural education：D-BiBi)が国連，ユネスコ，世界ろう者連

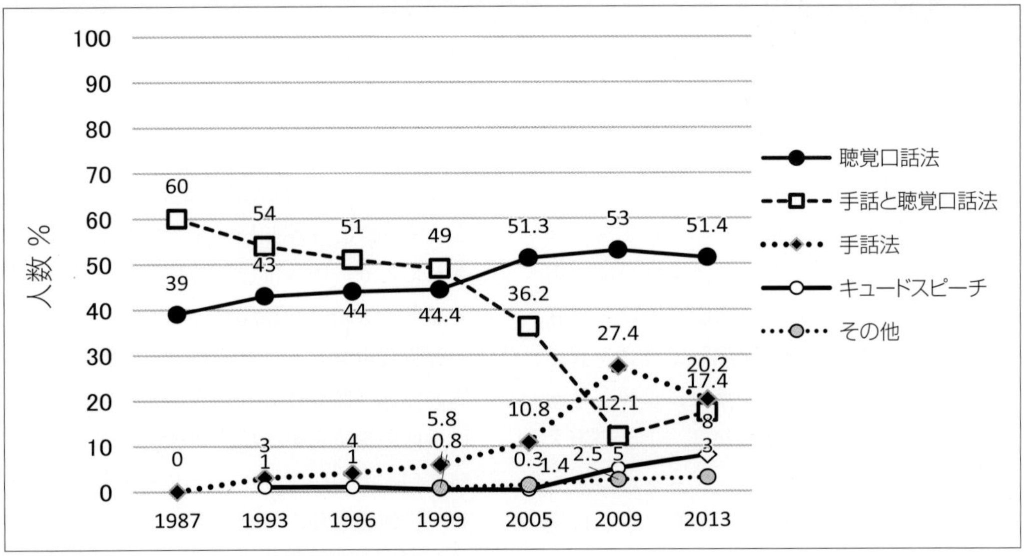

図 1. 米国の学齢期聴覚障害児のコミュニケーション法の推移
（文献 25 に基づいて作成）

盟，欧州連合の支援を受けて普及し，1990 年には障害を持つアメリカ人法（ADA）や障害者差別禁止法が制定され，ろう文化の提唱やアメリカ手話（ASL）推進の社会的動向が聴覚障害教育のコミュニケーション法に反映した．一方で，1990 年に FDA（米国食品医薬品局）による小児人工内耳適用が承認され聴覚活用が進み，手話と聴覚言語の二極化が進んだ．さらに，2006 年 WHO 障害者権利条約の採択により，手話法の増加など，コミュニケーション法選択の制約の解消と多様化が進行した．

本邦においても同様の変遷[26]があり，中教審の諮問に対して 1993 年「聴覚障害児のコミュニケーション手段に関する調査研究協力会議」で「多様なコミュニケーション法の活用」の報告書が出され，聴覚特別支援学校での手話使用が進められた．

難聴程度と障害の多様性

本邦の身体障害者手帳所持の高度聴覚障害者は 297,000 人であり，総人口 1 億 2693 万 3 千人（総務省人口推計 2016）に対する 0.27％にあたり，65 歳以上の高度聴覚障害者は 237,000 人（79.8％）と高齢化社会の影響が推測される．

国内の小児例の難聴程度別資料は乏しく，諸外国を参照すると，米国 NHS 受検後の難聴診断児の統計（CDC2019，n＝5,621）[27]で，両耳感音難聴児の片耳ごとの資料（4,537 耳）では，軽度・中等度難聴（26～70 dB）：61.5％，高度（71～90 dB）：11％，重度（90 dB＞）：27％であり，軽中等度児が多数を占めていることがわかる．英国[7]調査では，20 歳未満の両側聴覚障害児（39,098 人）の難聴程度は，軽度 33.7％，中等度 40.1％，高度 11.3％，重度 14.9％であり，伝音難聴を含むが，軽中等度児は 73.8％と多数を占めている．

したがって，難聴程度や語音明瞭度などに対応して必要な支援方法に相違があり，個別条件に応じた検討が必要になる．軽中等度難聴から高度難聴で語音の明瞭性が高い場合には，補聴援助システム（FM 補聴システムやデジタル補聴援助システム，ヒアリングループなど）の適用があり，高度難聴で語音聴取に制約がある児では，文字や手話など視覚情報の併用・代替（ノートテイク，PC テイク，音声文字変換，手話通訳）を検討する．軽度難聴・人工内耳装用児でも，雑音や反響の多い環境では視覚情報の併用が必要になる．

高等教育機関における聴覚障害学生の状況と情報・コミュニケーションバリア

聴覚障害児支援・教育の基本的な目標に日本語の獲得と学齢対応の教科達成度があり，生活自立から高等教育への進学，就労などが，達成度の指標の一つと注目されている．

表 3. 学生支援の体制

(1)	**教育場面条件(講義・討論・遠隔聴取)と必要な情報保障**：音声拡声や文字代替，環境整備，各種補聴援助システムの導入，通訳などの配慮，教室環境の整備
(2)	**学内支援体制の設置**：支援者や通訳者の配置・調整，情報保障の機器整備や予算化，支援実施組織の運用，支援相談部署の設置
(3)	**学生の学校生活支援**：講義受講や履修に向けた情報提供と支援
(4)	**学生の発達に応じた支援**：自身の障害の説明や支援要請できるよう促す意思表明の支援，支援活用の心理状況の支援

高等教育で学ぶ聴覚障害学生数は，2019年調査で1,915人(調査校1,174校，回収率100%，日本障害学生支援機構：JASSO)[28]であり，両耳平均聴力60 dB以上(以下，高度難聴)は512人(26.7%)，60 dB未満(以下，中等度難聴)1,403人(73.3%)と報告される．大学が1,771人(92.6%)と多く，短大・高等専門学校は3～4%と僅かであり，以下に大学・短大を大学と一括して検討した．専攻は社会学系・人文系と多岐にわたり，これまで進学が困難であった医学・歯学専攻は32人と，資格・免許制度での障害にかかわる絶対的欠格から相対的欠格への制度改正(1999，内閣府)による進路拡大の傾向がみられている．

また，2019年入学の聴覚障害学生(n＝310人)について，出身校をみると聴覚特別支援学校145人(46.8%)，通常高等学校は165人(53.2%)と推計され，中等教育からの進学に学校差は少ない状況を示した．同学齢の高校生全体(513,507人：2020文部科学省)では，大学進学率は58.3%であり，聴覚障害者は33.5%と25%減じるものの，日本語獲得の課題についての近年の教育的成果が示されている．聴覚障害学生のための筑波技術大学(50人／学年)は高等教育進学の可能性を拡大したと示唆される．また，大学院への進学率は7.7%(324人：高度9.7%，中等度6.8%，2018，JASSO)と全国学生(10.4%：文部科学省)と差は少なく，進学継続の道は拓かれている．

ところで，聴覚特別支援学校高等部卒後進路(433人，2019，文部科学省)については，大学145人(33.5%)，専修学校他12人(2.8%)，就職者は212人(49%)と，概ね生活自立に到達している．また，社会福祉施設入所・通所者は55人(12.7%)と他障害を併せ持つ学生の教育を担っているといえる．

なお，諸外国では，米国の高等教育進学率[29]は，50.9%(大学・大学院18.1%，collegeなど32.8%)で，障害のない学生65.3%(同順，33.8%，31.5%)との格差は少ない．英国[7]では，England地域で86%(大学13%，college73%)，全国で75%(大学5%，college70%)の進学が報告されている(2019)．本邦の高等教育進学については，初等中等教育段階での学習達成度の格差是正に向けた教育法の精選と専門性の向上が要請される．

大学などでの聴覚障害学生の授業受講への支援[28]は，1,174校中366校(31.2%)で実施されており，上位の支援内容は教員などへの配慮依頼文書の配布(70.2%)，教室内座席配置(60.1%)，FM他マイク使用(52.2%)，注意事項文書伝達(35.2%)など基本的な支援であり，隣席での要約通訳であるノートテイク(38.8%)，手話通訳は15.3%と，情報・コミュニケーション支援の整備は乏しい．大学間格差が生じているが，大学入学以降の整備体制(表3)と，学修の充実の保障についての全国的な普及が期待される．

高等教育機関では，障害学生などの当事者運動により小学校・中学・高校に先行して支援体制が模索されてきたものの課題は残る．高等教育における学修の充実と卒後の高度人材育成に向けて，多様なコミュニケーション法を活用して，情報アクセシビリティーの向上が必要といえる．

まとめ

近年，補聴器・人工内耳などの機器開発と医療・療育・教育技術の向上により，聴覚障害児では保有する聴覚の活用とその有効性が注目されている．本稿では，難聴により生じるコミュニケーションのバリアと解消に向けた支援について，国内外の法的背景と聴覚障害児の教育体制などの実態について検討し，残された課題について考察した．

情報・コミュニケーションは幼児から成人期の生活の充実にかかわり，当時者と家族を中心においた意思疎通の充実と支援体制の整備が重要である．卒業後の各種職業への進出も進み，グローバル社会での貢献と当事者主権を尊重した多様なコミュニケーション法の選択についての時代的要請が示唆された．

引用文献

1）Granberg S, Swanepoel SD, Englund U, et al：The ICF core sets for hearing loss project：International expert survey on functioning and disability of adults with hearing loss using the international classification of functioning, disability, and health（ICF）. Int J Audiol, **53**：497-506, 2014.

2）外務省：障害者の権利に関する条約．https://www.mofa.go.jp/mofaj/files/000171085.pdf

3）内閣府：バリアフリー化推進要綱～誰もが社会の担い手として役割を持つ国づくりを目指して～．https://www8.cao.go.jp/souki/barrier-free/youkou/honbun.pdf

4）内閣府：障害を理由とする差別の解消の推進に関する法律．https://www8.cao.go.jp/shougai/suishin/law_h25-65.html

5）総務省：聴覚障害者等による電話の利用の円滑化に関する法律．https://www.soumu.go.jp/main_content/000720138.pdf

6）日本耳鼻咽喉科学会学校保健委員会 朝比奈紀彦：令和元年度 耳鼻咽喉科健康診断全国定点調査結果について 耳鼻咽喉科学校保健の動向令和２年：47-60, 2019. http://www.jibika.or.jp/members/iinkaikara/pdf/r2_doukou.pdf

7）Consortium for Research in Deaf Education：2019 UK-wide summary, CRIDE report on 2018/2019 survey on educational provision for deaf children, 1-21. http://www.ndcs.org.uk/CRIDE

8）42nd Annual Report to Congress on the Implementation of the Individuals with Disabilities Education Act, 2020, Office of Special Education and Rehabilitative Services, U. S. Department of Education. http://www.ed.gov/about/reports/annual/osep

9）菅原充範，廣田栄子：聴覚障害幼児の言語発達に関する横断的検討：特別支援学校(聴覚障害)全国調査．Audiol Jpn, **63**：130-139, 2020.

10）Dilley L, Lehet M, Wieland EA, et al：Individual Differences in Mothers' Spontaneous Infant-Directed Speech Predict Language Attainment in Children With Cochlear Implants. J Speech Lang Hear Res, **63**(7)：2453-2467, 2020.

11）Moeller MP：Early Intervention and language Development in Children Who Are deaf and hard of hearing. Pediatrics, **106**(3)：1-9, 2000.

12）廣田栄子：特別支援教育・療育における聴覚障害児の理解と支援：218-233．学苑社, 2021.

13）Shan A, Ting J, Price C, et al：Hearing loss and employment：a systematic review of the association between hearing loss and employment among adults. J Laryngol Otol, **134**(5)：387-397, 2020.

14）Hsu AK, McKee M, Williams S, et al：Associations among hearing loss, hospitalization, readmission and mortality in older adults：A systematic review. Geriatr Nurs, **40**(4)：367-379, 2019.

15）Livingston G, Sommerlad A, Orgeta U, et al：Dementia prevention, intervention, and care. Lancet, **390**(10113)：2673-2734, 2017.

16）Marschark M, ed：Part Four, Language and Language Development, The Oxford Handbook of deaf studies. Language and Education Oxford Univ. Press. 2016.

17）Secora K, Smith D：The Benefit of the "And" for Considerations of Language Modality for Deaf and Hard-of-Hearing Children, Perspectives, **6**(2)：397-401, 2021.

18）Mayer C：Rethinking total communication：Looking back, moving forward. In M. Marschark & P. E. Spencer(Eds.)：32-44, The Oxford Handbook of Deaf Studies in Language. Oxford University Press. 2016.

19）Mitchell RE, Karchmer MA：Chasing the mythical ten percent：Parental hearing status of deaf and hard of hearing students in the United States. Sign Language Studies, **4**(2)：138-217, 2004.

20）Fitzpatrick EM, Hamel C, Stevens A, et al：Sign Language and Spoken Language for Children with hearing loss：A systematic review. Pediatrics, **137**(1)：e201519742016, 2016.

Summary 手話併用による言語獲得への影響についてのシステマティックレビューで，エビデンスは十分ではないとの結論を示した．その後，Geers(2017)が同誌に人工内耳の早期装用とともに音声言語発達への良好な影響を指摘し(e20163489)，意見の一致をみていない．
21) Moeller MP, Carr G, Seaver L, et al：Best practices in family-centered early intervention for children who are deaf or hard of hearing：an international consensus statement. J Deaf Stud Deaf Educ, **18**(4)：429-445, 2013.
22) 赤松裕介，廣田栄子，尾形エリカほか：先天性重度聴覚障害人工内耳装用例の単音節聴取能の検討．Audiol Jpn, **64**(6), in press.
23) 全国聾学校校長会：聴覚障害教育の現状と課題，18，2021.
24) Holden-Pitt L, Albertorio J：Thirty Years of the Annual Survey of Deaf and Hard of Hearing Children & Youth：A Glance Over the Decades. Am Ann Deaf, **143**(2)：72-76, 1998.
25) Gallaudet University：Annual survey of Deaf and Hard of Hearing Children and Youth, Regional and Summary Report of Date from the 1987～2013.
26) 廣田栄子：聴覚障害：小児難聴臨床，言語聴覚士のアルバム：71-84．ヒューマンプレス社，2021.
27) Type and Severity Summary of Identified Cases of Hearing Loss：2019 CDC Early Hearing Detection and Intervention(EHDI)Hearing Screening & Follow-up Survey(HSFS).
28) 独立行政法人日本学生支援機構：令和元年度(2019年度)大学，短期大学及び高等専門学校における障害のある学生の修学支援に関する実態調査結果報告書，令和2年3月．https://www.jasso.go.jp/statistics/gakusei_shogai_syugaku/__icsFiles/afieldfile/2021/02/09/report2019_0401.pdf
29) Cornell University：The 2016 Annual Disability Status Report, 2018. http://www.advancingstates.org/sites/nasuad/files/2016-StatusReport_US.pdf

Monthly Book

ENTONI

エントーニ

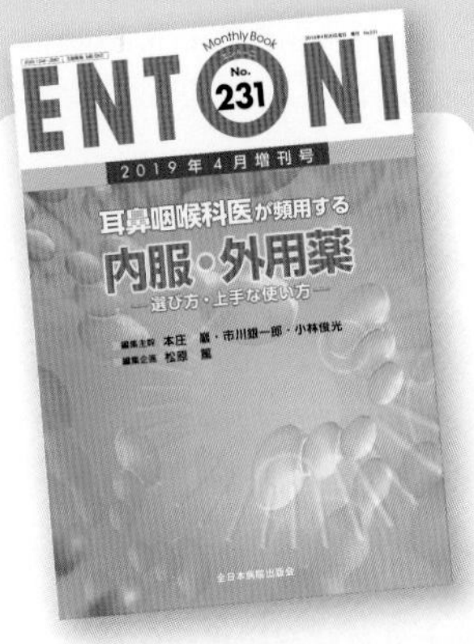

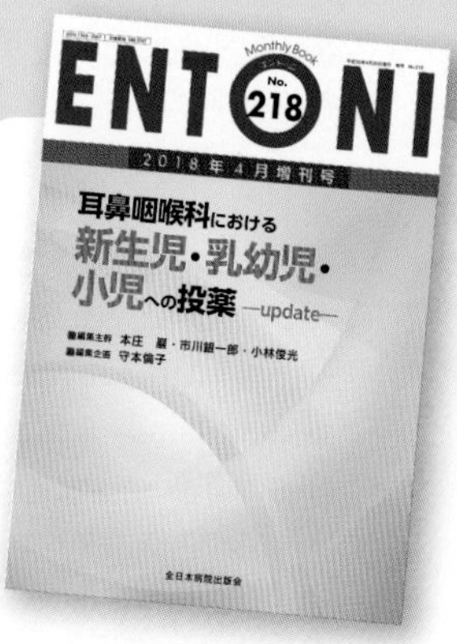

特　色

- 実践的耳鼻咽喉科・頭頸部外科の月刊雑誌
- 毎号 1 テーマにしぼった総特集 MOOK 形式
- 豊富な写真・図・表を掲載した Visual 誌

耳鼻咽喉科医が頻用する 内服・外用薬 —選び方・上手な使い方—

MB ENTONI No. 231（2019 年 4 月増刊号）
編集企画／松原　篤（弘前大学教授）
定価 5,940 円（本体 5,400 円＋税）164 頁

日常の外来診療で遭遇する疾患を取り上げ、
内服・外用薬の選び方・使い方・
注意点などをわかりやすく解説!
是非知っておくと役立つ
他科専門医からのアドバイスも掲載!!

Ⅰ．耳疾患
1. 慢性中耳炎に対する内服・点耳液の使い方
2. 外耳炎・外耳道湿疹に対する内服・外耳液の使い方
3. 好酸球性中耳炎に対する内服・外用薬の使い方
4. Hunt 症候群による疱疹と眼症状に対する内服・外用薬の使い方
5. 耳管開放症に対する内服・外用薬の使い方

Ⅱ．鼻疾患
1. アレルギー性鼻炎における内服・点鼻薬の選び方
2. 妊婦のアレルギー性鼻炎患者に対する内服・点鼻薬の使い方
3. 小児アレルギー性鼻炎治療における内服・点鼻薬の使用時の留意点
4. 好酸球性副鼻腔炎に対する内服・外用薬の使い方
5. 慢性副鼻腔炎に対する内服・外用薬の使い方（ネブライザー療法も含めて）
6. 嗅覚障害に対する内服・点鼻薬の使い方
7. 鼻前庭炎、ドライノーズに対する内服・外用薬の使い方

Ⅲ．口腔咽喉頭疾患
1. 口内炎に対する内服・外用薬の使い方
2. 口腔・咽頭真菌症に対する内服・外用薬の使い方
3. 口腔乾燥症に対する内服・外用薬の使い方
4. 扁桃炎に対する内服・外用薬の使い方
5. 喉頭アレルギーに対する内服・外用薬の使い方
6. 喉頭肉芽腫症に対する内服・吸入薬の使い方

Ⅳ．がん治療の支持療法
1. 化学放射線療法による口内炎への内服・外用薬の使い方
2. セツキシマブによる皮膚障害に対する内服・外用薬の使い方

Ⅴ．他科専門医から耳鼻咽喉科医へ
1. 耳鼻咽喉科医が知っておくべきがん疼痛に対する内服・貼付薬
2. 耳鼻咽喉科医が知っておくべき気管支喘息の吸入・内服・貼付薬
3. 耳鼻咽喉科医が知っておくべきアトピー皮膚炎の内服・外用薬
4. 耳鼻咽喉科医が知っておくべきアレルギー性結膜炎に対する内服・点眼薬の使い方

耳鼻咽喉科における 新生児・乳幼児・小児への投薬 —update—

MB ENTONI No. 218（2018 年 4 月増刊号）
編集企画／守本　倫子（国立成育医療研究センター医長）
定価 5,940 円（本体 5,400 円＋税）198 頁

多くの小児患者を診るエキスパートの
執筆陣が、実際の臨床で遭遇する
小児患者への対応、小児特有の
耳鼻咽喉科疾患に対する薬物治療の
最新知識などわかりやすく解説!!

Ⅰ．小児用の薬物の取り扱い
子どもへの薬の上手な飲ませ方
薬剤剤形（シロップ、ドライシロップなど）の取り扱い
小児の検査で使用する鎮静方法

Ⅱ．症状から処方する薬物
透明の鼻水が止まらない
鼻がつまっていつも口を開けている
黄色い鼻水と咳がでる
下痢や便秘
湿疹、皮膚の発赤
鼻出血
嘔吐、摂食嚥下障害

Ⅲ．耳鼻咽喉科疾患に対する薬物療法
急性中耳炎
滲出性中耳炎
慢性中耳炎
外耳道炎
めまい（小児）薬物治療
顔面神経麻痺
急性難聴
化膿性耳下腺炎・流行性耳下腺炎
ガマ腫・唾石症
口内炎
急性咽頭炎・周期性発熱症候群（PFAPA 症候群）
急性咽頭炎・急性喉頭蓋炎
急性咽頭扁桃炎、伝染性単核球症、扁桃周囲膿瘍
頸部リンパ節炎、深頸部感染症、咽後膿瘍
亜急性甲状腺炎

Ⅳ．合併症のある子に対する投薬
抗てんかん薬を内服している場合
原発性免疫不全症や移植後の免疫抑制薬服用中の小児に対する投薬

Ⅴ．他科と共同でみていく疾患
血管腫
髄膜炎
先天性サイトメガロウイルス感染

ZEN NIHON BYOIN SHUPPANKAI
全日本病院出版会
〒113-0033 東京都文京区本郷 3-16-4　Tel：03-5689-5989
www.zenniti.com　Fax：03-5689-8030

MB ENT, 265：17-23, 2021

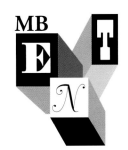

◆特集・耳鼻咽喉科疾患とバリアフリー

高齢者・聴覚障害者の生活空間における音バリアフリー

白石君男*

Abstract 生活空間において音声聴取を困難にする要因には，騒音，残響，距離の 3 つがある．これらの要因と高齢者・聴覚障害者の音声聴取との関係について述べた．次に，このような状況で音声を明瞭に聴取するために，補聴支援技術の一つであるヒアリンググループシステムについて説明し，耳鼻咽喉科病院，公民館，コンサート会場，路線バスにおける活用事例について報告した．いずれも音声や音楽を明瞭に聴くことができた．今後，ヒアリンググループシステムのさらなる普及が望まれる．

Key words 聴覚障害(hearing disorder)，音バリアフリー(acoustic-barrier-free)，騒音(noise)，残響(reverberation)，距離(distance)，ヒアリンググループシステム(hearing loop system)

聴覚障害者が補聴器や人工内耳を使用していても聴き取りに困難に感じる場面は，騒音下の会話や車中，音が反響する公民館などの環境的要因がもっとも多い[1]．ここでは，生活空間において高齢者・聴覚障害者の音声聴取を困難にする 3 つの要因を説明し，次に「音にかかわることで高齢者・聴覚障害者の生活に不便な障害を取り除く」ことを音バリアフリーと定義[2]して，補聴支援技術の一つであるヒアリンググループシステムを用いた音バリアフリーの事例について述べる．

生活空間において音声聴取を妨げる 3 つの要因

室内における音声の伝送過程は，大きく分けて「発声系」・「伝達系」・「受聴系」の 3 つに分類される[3]．さらに「伝達系」では，騒音，室内の音の響き(残響)，話者と聴取者との距離がある．これらの 3 つの要因と高齢者・聴覚障害者における音声聴取との関係について述べる．

1．騒　音

聴力が低下した高齢者では，静かな環境下と同様に，騒音のある環境においても若年者に比べ音声聴取成績が大きく低下する．しかし，125～6000 Hz まで 20 dB HL 以下の両耳が聴力正常な高齢者においても騒音下では若年者に比べ音声聴取成績が大きく低下することが報告されている[4]．また，若年者では最低 +5 dB 程度の信号対雑音比(signal-to-noise ratio：以下，SN 比)であれば音声聴取可能であるが，高齢者では +10 dB 程度必要とされている[5]．すなわち，高齢者は若年者より 5 dB 静かな室内で音声を聴くか，同じ騒音下であれば 5 dB 大きな音声でないと聴き取れない．このように騒音が存在する音環境下では，高齢者の音声聴取成績が低下し，若年者より大きく影響を受けることは一般的な見解となっている．

2．室内の音の響き(残響)

残響が，高齢者・聴覚障害者の聞こえに影響することはあまり知られていない．残響の大きさを示す指標として残響時間(reverberation time)があり，音を停止してから残響音が 60 dB 減衰するまでの時間と定義されている[6]．室内の残響時間

* Shiraishi Kimio，九州大学名誉教授／〒 814-0180 福岡県福岡市城南区七隈 7-45-1　福岡大学医学部，客員教授

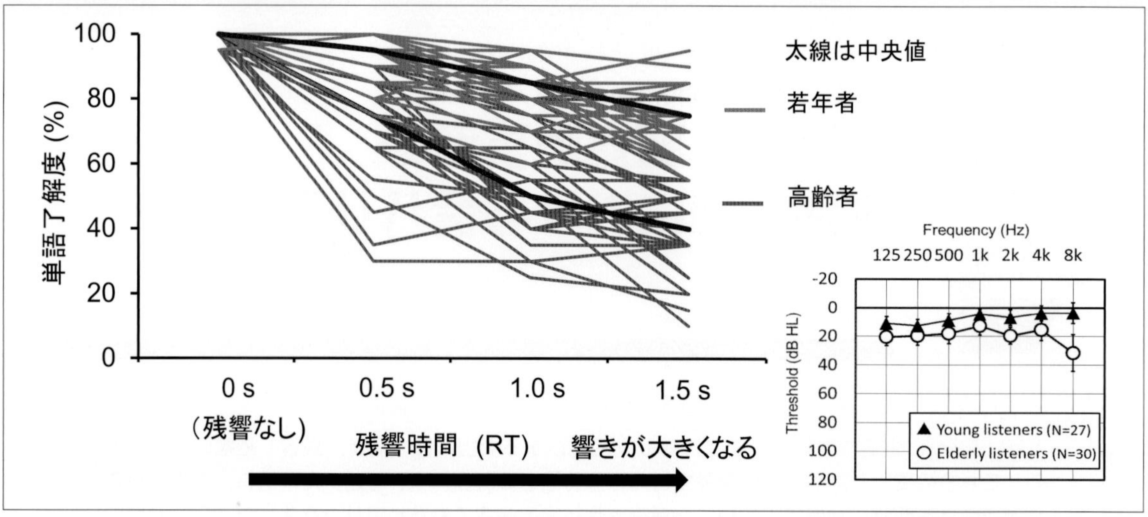

図 1. 聴力がほぼ正常な高齢者と若年者における残響時間を変化させたときの単語了解度
高齢者と若年者の平均オージオグラムを図右下に示す．縦軸に正答率，横軸に残響時間を表す
（文献 9 より改変して引用）

は，室容積の大きさにもよるが，リビングルームや会議室などでは 0.5 秒程度，大きな講義室などは 1.0 秒程度，ホールなどでは 1.5 秒程度である[7]．残響時間が長くなると，先に発声された音声が次の音声にオーバーラップしてマスキングするため，健聴者でも音声が聴取しにくくなるが，聴覚障害者ではその傾向が一層著明になる[8]．興味あることに，聴力がほぼ正常な高齢者においても，残響がない時の単語了解度は 90％以上と若年者と変わらないのにもかかわらず，0.5 秒以上の残響時間になると大きく低下している[9]（図 1）．さらに，残響時間が長くなるとあまり了解度が低下しない高齢者がいる一方で，大きく影響を受ける高齢者がおり，そのバラツキが非常に大きくなっている．このように，高齢者は残響が少ない室内では良く聞こえていても，残響が大きい室内では聴き取りが大きく悪化する高齢者がいる．

3．距　離

話者と聴取者の距離との関係では，話者の音声の音圧レベルは逆二乗則により両者の距離が 2 倍になると 6 dB 低下し，4 倍になれば 12 dB 低下する．すなわち，1 m の距離で話者の音声が，直接聴取者の耳に到達する音圧レベルを 60 dB とすると，2 m 離れれば 54 dB，4 m 離れれば 48 dB に低下する．しかし，これは音の反射がない無響室などで成立する法則である．実際の室内では，発声された音声は，室内の後方では壁や床・天井に反射して残響音が優勢になり，音圧レベルはあまり減衰しない．この直接音と残響音の音圧レベルが等しくなる距離を臨界距離（critical distance）という[10]．聴取者の位置が話者から臨界距離までの範囲内であれば，聴取者が話者に近づくにつれて音声の了解度は向上するが，臨界距離より遠い位置になると，それより遠ざかっても音声の了解度はほとんど変わらないとされている[11]．

以上述べたように高齢者・聴覚障害者は，騒音が大きく残響時間が長い場所，また話者と聴取者の距離が離れている場所では，音声聴取が困難となる．このような状況で，音声を明瞭に聴くための補聴支援技術の一つに，ヒアリングループシステムがある．

ヒアリングループシステムの仕組み

ヒアリングループ（hearing loop）は磁気誘導ループ（induction loop）とも呼ばれ，動作原理も簡単でコストも安く，古くから聴覚特別支援学校の教室などで用いられてきた技術である．このシステムの原理は，講演者などの話者のマイクロホンから入力された音声信号を，磁気誘導アンプに通し，床などに敷設されたループ（多芯ケーブル）

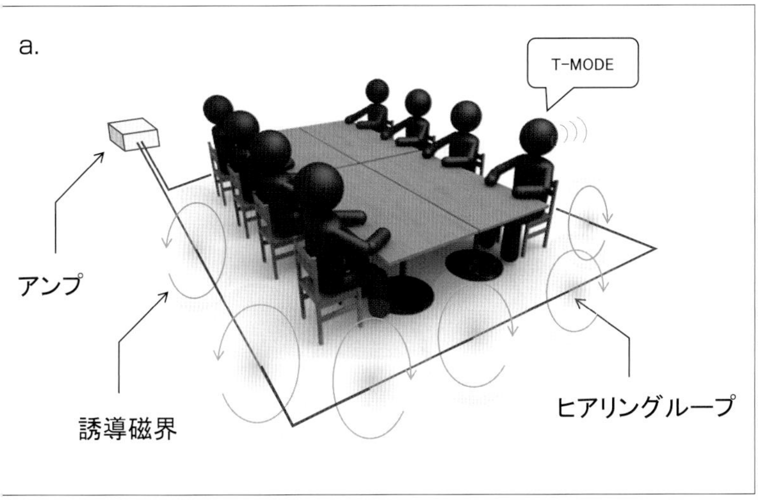

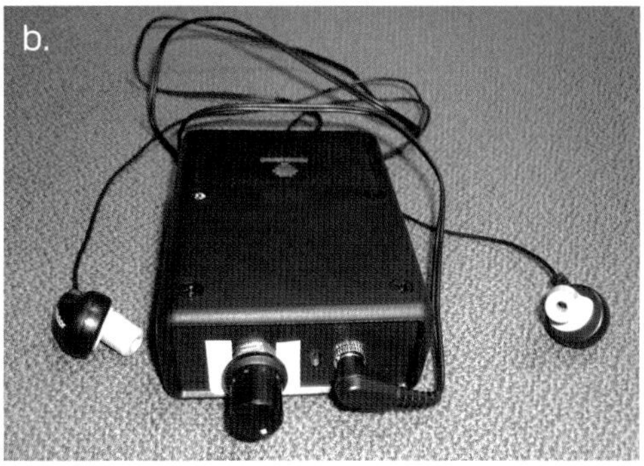

図 2. ヒアリングループシステムの原理(a)と専用のループ受信機(b)
(a：西鉄エム・テック(株)より許可を得て掲載，b：オームストロング社製)

に電気信号として送る(図 2-a)．このループ線の周りには誘導磁界が発生し，それを補聴器や人工内耳に組み込まれている T(テレコイル)-MODE，もしくは専用のループ受信機(図 2-b)で聴取するものである．

海外でヒアリングループシステムの導入がもっとも進んでいるのはイギリスで，ロンドンではタクシーにヒアリングループシステムが敷設されており，車内にそれを示すシンボルマークのステッカーが貼られている[12]．また，空港や駅などの公共施設はもとより，スーパーマーケットのレジまでヒアリングループシステムが設置されており，社会生活の中に浸透している．これらの場所には，ヒアリングループシステムが利用できることを示すシンボルマークが表示されている[12](図 3-a)．本邦では，このシンボルマークと全日本難聴者・中途失聴者団体連合会が定めるヒアリングループマーク(図 3-b)の 2 つが使用されている．しかし，ヒアリングループシステムを導入している施設でも，それらのマークを施設内に表示している割合は少ない[1]．

次にヒアリングループシステムを，耳鼻咽喉科病院，公民館，コンサート会場，公共交通機関の路線バスの 4 つの場所に設置して，音バリアフリーを行っている事例を紹介する．

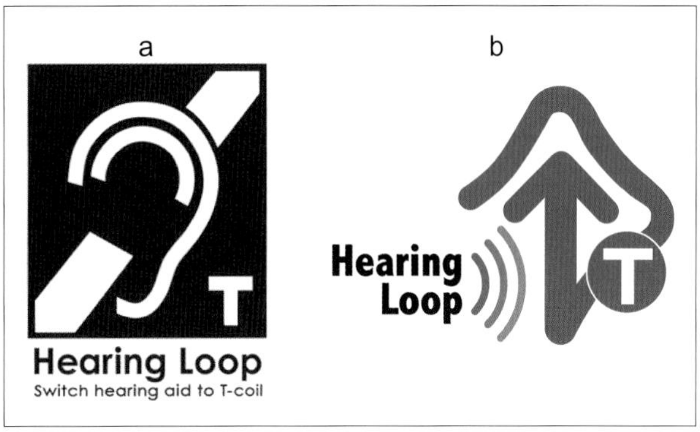

図 3. 国際的に用いられているヒアリングループのシンボルマーク(a)と全日本難聴者・中途失聴者団体連合会によるヒアリングループマーク(b)
(許可を得て掲載)

ヒアリングループシステムを用いた音バリアフリー

1．耳鼻咽喉科病院

江崎ら[13]が高齢者・聴覚障害者が多く受診する中規模の耳鼻咽喉科病院(医師 4 人で診察)の音環境を調べた結果によれば，待合室と診察室の騒音レベルは 61.0 dB と 64.8 dB で，室内騒音の許容値をそれぞれ約 10 dB，約 25 dB 上回って，かなり騒がしい音環境であることが示されている．このような大きな騒音レベルは，高齢者・聴覚障害者が医師の説明を受けるときに聴取困難になると予想される．また，医師や看護師が高齢者・聴覚障害者に大きな声で説明したりすると，待合室の

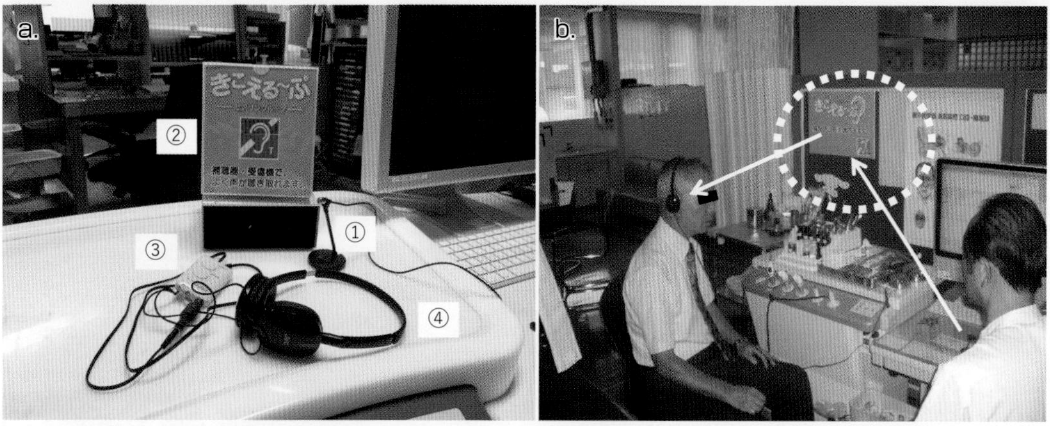

図 4．耳鼻咽喉科病院に設置されている卓上型(a)と壁かけ型(b)のヒアリングループシステム
システムは，① 高感度マイクロホン，② ヒアリングループ，③ 音量調整付き小型アンプ，④ ヘッドホンで構成されている

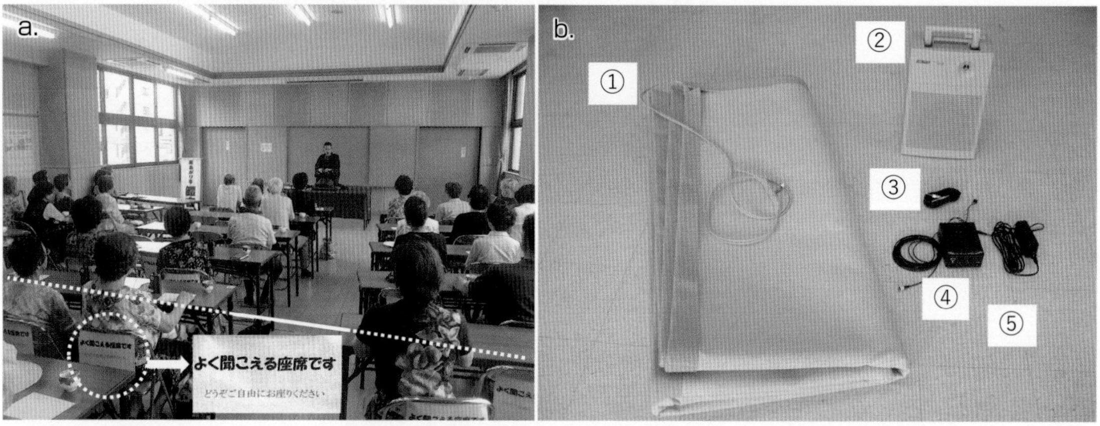

図 5．公民館における落語の講演会(a)とカーペット型のヒアリングループシステム(b)
a：白い直線(実線と点線)は敷設されたヒアリングループを示し，円の点線には「よく聞こえる座席です」と記載されている
b：① ヒアリングループが埋め込まれたカーペット，② スピーカセット(各施設にあるもの)，③ 標準ケーブル，④ ヒアリングループ用のアンプ，⑤ アンプの電源ケーブル

他の外来患者に疾患や治療方針などのプライバシーにかかわる情報が聴取されてしまう可能性がある．

そこで，図4に示すように，壁かけ型と卓上型のヒアリングループシステムを診察室に設置して，医師が大声で説明しなくても聴取できるかどうかを高度難聴3人と重度難聴2人について試みた．その結果，重度難聴の2人では効果はあまり認められなかったが，高度難聴の3人全員が医師の声の聞こえ方が改善し，その効果を認めていた．ヒアリングループシステムを使用した医師の内観報告では，「高度難聴者に説明する時に大きな声を出さなくてすみ，プライバシーに配慮することができる」と述べていた．

2．公民館

公民館の講堂では，高齢者教室や各種サークル活動が行われている．これらの催しの際は，情報伝達としてスピーチ・コミュニケーションが多く利用される．このような場所では，騒音は多くないが，室容積が大きいため残響時間が長いことや，講演会では講堂の後方に位置する聴取者では講演者までに距離があり，講演者の音声が聴取困難になる．

図5-aに公民館における落語の講演会において，講堂の後方にヒアリングループを敷設して聞こえが不自由な方のために「よく聞こえる席です」

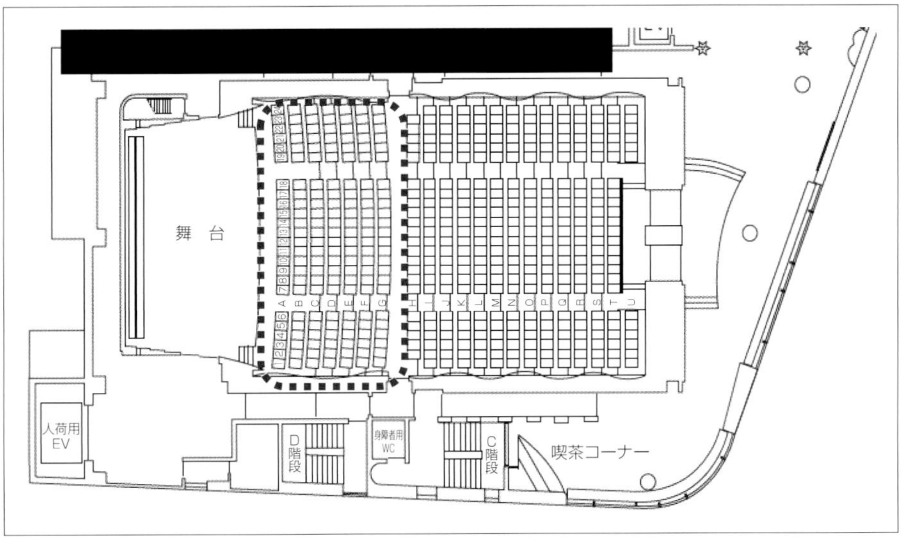

図 6．コンサート会場に設置されたヒアリンググループシステム
会場は，東京の津田ホール(当時)で，点線で示す前 7 列にヒアリンググループが敷設されている
(文献 15 より著者の許可を得て引用)

と明示した 5 席を設け，専用のループ受信機を用いた音バリアフリーの事例を示す．講演会終了後のアンケート結果では，5 人全員が「よく聞こえる」「受信機はとても使いやすい」「ほとんど雑音は聞こえない」と好評であった．このように高齢者・聴覚障害者が講堂の後方にいても，落語を健聴者と同じように楽しむことができた．

ただし，ヒアリンググループの敷設には，ある程度の専門的な知識や機材が必要であることや，時間がかかるといった問題がある．そこで，図 5-b に示すように，カーペットの縁にループ線を縫い込み，それを使用したい場所に広げてアンプと接続するだけで敷設できる簡易型のヒアリンググループシステム(通称：「よく聞こえる魔法のカーペット」)を作成した．これを公民館などで利用したい場合には，利用者が区役所(福岡市南区)に申し込んでヒアリンググループシステムをいつでも借りられるようにしている．

3．コンサート会場

聴覚障害があっても音楽をライブで楽しみたいと考えている人は多い．しかし，コンサート会場では，演奏者と聴取者までに距離があり，迫力ある演奏音であっても聴覚障害者は十分に聴くことができない．東ら[14)]は，聴覚障害者のためのライブ・コンサート支援システムが満たすべき要件を，① 楽曲だけでなく，音量の小さな会話も逃さずに聞けること，② 周囲の歓声や手拍子も聞ける，③ ライブは屋内だけでなく屋外でも行われるため，防水・防塵の機器を用いる，④ ロックやポップスの場合は，聴取者も動きがあるため，できるだけ軽く場所を取らないシステムの 4 つを挙げ，ヒアリンググループシステムがその要件を満たすとしている．

杉崎ら[15)]は，実際にヒアリンググループシステムをクラッシック・コンサート会場に敷設して健聴者も聴覚障害者もともにライブ音楽を楽しむ事例を紹介している．図 6 は，コンサート会場の席図を示し，ヒアリンググループシステムは，会場座席前列 7 列に設置されている(図の枠線)．補聴器装用経験のない 161 人と現在補聴器もしくは人工内耳を使用している 20 人にアンケート調査を行った結果，聴覚障害者も健聴者と同じようにクラシック音楽を楽しんでいたとしている．

4．交通機関(バス)

我が国では，(株)ソナールが移動体内での聴覚障害者の聴取能力を向上させ，彼らの自立支援と社会参画の拡大を目的として，「(バス・車両用)車載型磁気ループ補聴システムの開発」(2011～2012 年)を行い，大規模な実証試験を行っている[16)]．実際の移動用バスには，2011 年に山口県萩市でヒア

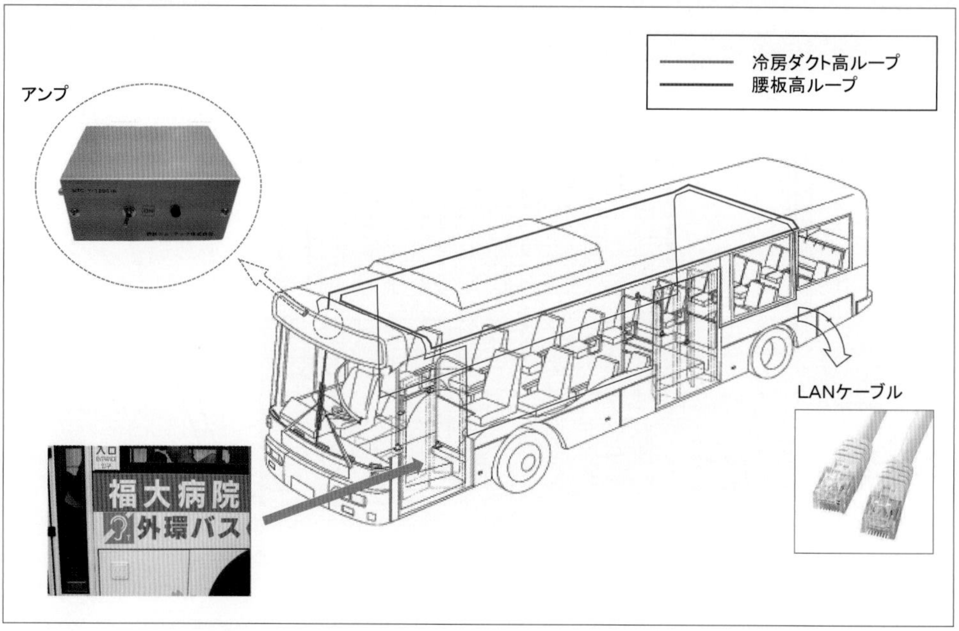

図 7. バス車内におけるヒアリングループの配線とアンプ
後部座席は，エンジンの磁気ノイズのため，ループは敷設されていない
（西鉄エム・テック（株）より許可を得て掲載）

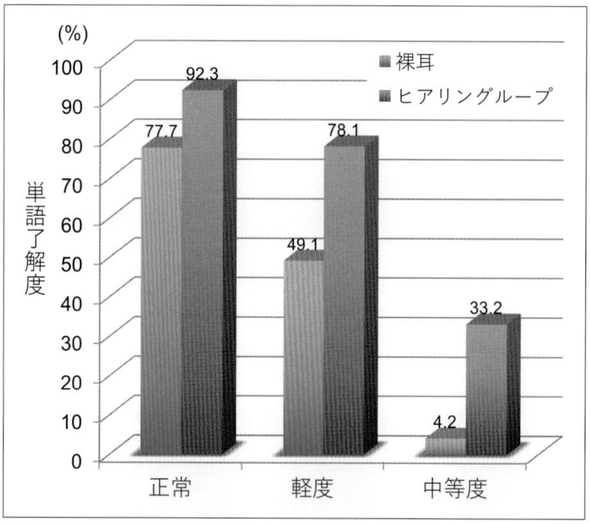

図 8. 難聴の程度によりみた裸耳とヒアリングループシステム使用時の単語了解度

リングループシステムが「萩循環まぁーるバス」に初めて導入された．その後，香川県高松市においても，聴覚障害者の情報保障を目的として，路線バスに比較的小出力のヒアリングループシステムが導入されている．

福岡市では，行政と九州大学が 2012 年に「耳バリアフリー」プロジェクトを立ち上げ，その一環として西鉄バスと共同し，路線バスにヒアリングループシステムを導入して実証試験を行った[17]．バスに敷設されたヒアリングループを図 7 に示す．バスの走行中の騒音レベルは 65～70 dB で，アイドリング時は 57 dB であった．この時，バスの 7 座席におけるアナウンスの平均騒音レベルは，66.2±0.5 dB であった．このことより，アイドリング時には，バス車内の SN 比は約＋10 dB であるが，走行中の SN 比は 0～－5 dB となって音声聴取が困難な音環境であることがわかった．このような音環境の中で，聴力正常群 6 人，軽度難聴群 9 人，中等度難聴群 6 人を対象として，バス車内で行った単語了解度試験の結果を図 8 に示す．聴力正常群ではヒアリングループシステムの使用により単語了解度が裸耳より約 15％改善し，軽度難聴群と中等度難聴群では約 30％改善していた．

以上，様々な社会的な場面においてヒアリングループシステムの活用事例を述べてきたが，このシステムは簡便で安価であり，高齢者・聴覚障害者の QOL（quality of life）を高めるため，本システムのさらなる普及が望まれる．問題点として，聴覚障害者はヒアリングループシステムがどこの施設に導入されているかの情報を取得することが困難な場合がある．これについては，補聴支援マップを作成する取り組みが行われているが[18]，まだ一般に公開されていない．もう一つの問題点は，ヒアリンググループシステムを活用するには，利用者が補聴器や人工内耳の T-MODE もしくは専用のループ受信機を持っている必要があり，利用者が限定されることである．これには，普及しているスマートフォンなどに誘導磁界を検出するアダプターとアプリの開発が期待される．このようになれば，ヒアリンググループシステムが敷設された場所では，T-MODE の補聴器や人工内耳を装用している聴覚障害者のみならず，健聴者においても音声聴取が容易となると思われる．

文　献

1) MS & ADインターリスク総研(株)：集団補聴システムの普及実態に関する調査研究報告書．厚生労働省　令和元年度障害者総合福祉推進事業, 2020.

2) 上羽貞行，荒井隆行，栗栖清浩ほか：音バリアフリーの現状と課題．日音響会誌, **63**：723-730, 2007.

3) 中島立視：音声明瞭度指数(STI)の測定．日音響会誌, **49**：103-110, 1993.

4) Füllgrabe C, Moore BCJ, Stone MA：Age-group differences in speech identification despite matched audiometrically normal hearing：Contributions from auditory temporal processing and cognition. Front Aging Neurosci, **6**：1-25, 2015.

Summary　高齢者の音声知覚の低下は，聴力検査において加齢に伴う変化とは別に，認知および知覚の変化によっても引き起こされている．

5) Sato H, Bradley JS, Morimoto M：Using listening difficulty ratings of conditions for speech communication in rooms. J Acoust Soc Am, **117**：1157-1167, 2005.

Summary　室内における音声コミュニケーションの難易度の評価として，「聴き取りにくさ」の指標を開発した．

6) 日本音響学会(編)：新版　音響用語辞典．コロナ社, 2003.

7) 前川純一，森本政之，阪上公博：建築・環境音響学　第2版：62．共立出版, 2000.

8) Nábělek AK, Nábělek IV：Room acoustics and speech perception. Handbook of Clinical Audiology, Third edition, Katz J(Ed.)：834-848. Williams & Wilkins, 1972.

9) Fujihira H, Shiraishi K：Correlations between word intelligibility under reverberation and speech auditory brainstem responses in elderly listeners. Clin Neurophysiol, **126**：96-102, 2015.

Summary　高齢者の残響下での単語了解度は，音声の時間的微細構造をエンコード(符号化)する能力に関連している．

10) Boothroyd A：Chapter 2. Modeling the effects of room acoustics on speech reception and perception. Sound field amplification, 2nd edition, Crandell CC, Smaldino JJ and Flexer C (Eds)：23-48. Thomson, Delmar Learning, 2005.

11) Peutz VMA：Articulation loss of consonants as a criterion for speech transmission in a room. J Audio Eng Soc, **19**：915-919, 1971.

Summary　単語リストを使用したリスニングテストで異聴した子音の割合が，室内における音声の了解度を表現するための優れた指標となる．

12) 中村健太郎，及川靖広，小森智康ほか：海外におけるヒアリンググループの設置状況．日本音響学会講演論文集(春季)：1375-1378, 2020.

13) 江崎嘉十，五加(大方)律子，藤井加奈子ほか：耳鼻咽喉科病院における音声伝達と音環境の調査．Audiol Jpn, **64**：96-104, 2021.

14) 東　時子，森本祥一：ライブ・コンサートにおける聴覚障碍者支援の提案．情報科学技術フォーラム講演論文集, **11**(4)：431-432, 2012.

15) 杉崎きみの，犬飼裕一，山口ひとみ：ヒアリンググループシステム設置の事例報告：クラシックコンサート「オーティコンみみともコンサート」．日本音響学会研究発表会講演論文集(秋季)，2-8-12, 2015.

16) ソナール：(バス・車両用)車載型磁気ループ補聴システムの開発．障害者自立支援機器等開発促進事業平成22年度報告書，2011．平成23年度報告書, 2012.

17) 白石君男，藤平晴奈：バスに搭載したヒアリンググループシステムの有効性に関する検討．Audiol Jpn, **56**：417-418, 2013.

18) 上田麻理，小森智康，中村健太郎ほか：補聴支援マップ作成の試み―難聴者支援のための設備・対応に関するアンケート調査―．Audiol Jpn, **61**：482, 2018.

MB ENT, 265：24-28, 2021

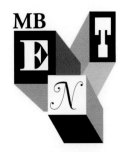

◆特集・耳鼻咽喉科疾患とバリアフリー

めまい・ふらつき患者とバリアフリー

久保和彦*

Abstract めまい・ふらつき患者のバリアフリーを考えるうえでの障壁は，転倒リスクの物理的障壁と悩みとしての心の障壁がある．物理的障壁を取り除くための転倒予防対策は建物自体の改修と患者の意識改革が含まれるが，介護保険サービスの利用だけでなく多職種の医療従事者がチームとして行う家屋内訪問調査が有効である．心の障壁には慢性めまい患者が周囲の人にめまい・ふらつきの辛さをわかってもらえないことや受診した医師からめんどくさがられることなどが含まれるが，めまい専門医自体が他領域の医師から変人扱いされる医療者間差別も含まれる．政府は心のバリアフリーの体現に向けて啓発活動を行っており，心の障壁の対策としては患者およびその家族に対する社会的コミュニケーションの構築が重要であり，医療従事者にはめまい・ふらつきを起こす病態をきちんと追及し，患者の辛さを理解する姿勢を求める啓発活動が必要である．

Key words めまい(vertigo/dizziness)，転倒(fall)，差別(discrimination)，バリアフリー(easy accessiblility)，オリンピック(Olympic)

はじめに

バリアフリーという言葉は障害者が建物に入ったり移動したりする際の用語として使用されたが，本邦では1970年の障害者基本法成立以降各分野で法整備が進み，今では単に建物だけではなく物理的障壁や精神・社会的障壁を取り除いたものや状態を指すようになっている．めまい・ふらつきは生活の質を大幅に下げる症状であるが，すべての患者が簡単に，短時間で治癒するとは限らない．めまい・ふらつきを抱えながら生活せざるを得ない慢性めまい患者も多く存在するのが実情である．めまい・ふらつき患者が生活するうえでの障壁は，バランスを崩す転倒リスクの物理的障壁とめまいで悩んでいることを周囲の人に理解してもらえない心の障壁が挙げられる．

転倒対策としてのバリアフリー

転倒の危険因子としては，内的要因として身体的なものと認知・心理・行動的なものがあり，外的要因として環境的なものと課題・動作に起因するものに分けられるが，めまい・ふらつきは身体的な要因として重要な危険因子である[1]．また，当院を救急車で受診した転倒患者の転倒契機はつまずきが48%，ふらつきが16%であり[2]，めまい・ふらつき患者は転倒しやすいことがわかる(図1)．消費者庁の調査によると，転倒は約半分が自宅(自宅の庭も含む)で，約3/4が建物内(自宅を含む)で発生していた[3]．また，国民生活センターの家庭内事故に関するまとめでは，めまい・ふらつき患者に限ったものではないものの65歳未満の「転落」が17.8%，「転倒」が7.1%なのに対して，65歳以上では「転落」が30.4%，「転倒」が22.1%であり，65歳以上の家庭内事故は「転

* Kubo Kazuhiko，〒812-8633 福岡県福岡市博多区千代5-18-1 千鳥橋病院耳鼻咽喉科・頭頸部外科，部長

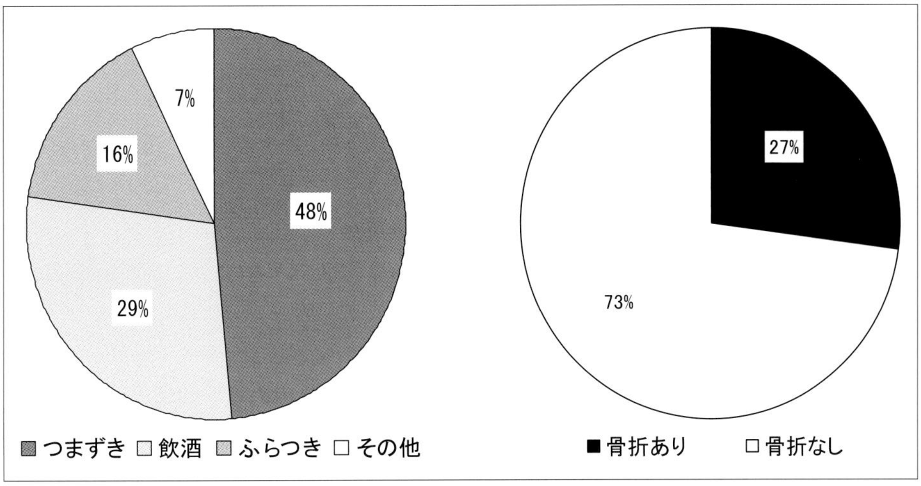

図 1. 転倒契機と骨折の有無
（文献 2 より改変）

落」と「転倒」合わせて約半数を占めたと報告している[4]．以上のことから，めまい・ふらつき患者の転倒対策としてのバリアフリーは建物内対策が重要である．

家屋内のバリアフリー化と一言で言っても実地臨床家に何ができるのか想像するのは容易ではない．土井らが行った自記式アンケート調査による自宅内再転倒者と非再転倒者の住宅環境比較では，自宅内のそれぞれの部屋を歩く時に邪魔になる家具があること，床に新聞・雑誌・本・靴・箱・毛布・タオルなどが置いてあること，階段に新聞・雑誌・本などが置いてあること，階段の電灯が暗いこと，階段の電灯が切れていること，ベッドや布団からトイレに行く通り道が暗いことが有意に再転倒リスクを高めており，家具の配置や生活用具の整理・整備など住宅環境のチェックの必要性を指摘している[5]．そのため，患者に床や通路には物を置かないように整理・整頓することや家屋内の電球・電灯を LED 製などにするなど，より明るい物に交換するように勧めるといいかもしれない．

一方で，患者の基礎疾患や性格などの特質によってなかなか自己によるバリアフリー化が進まない場合がある．そのような場合は，介護保険サービスなどの社会的アプローチが有用なことがあるが，めまい・ふらつき患者のバリアフリー化に何が必要かは家屋訪問調査を行ったほうが具体的な対策の立案に有効なことが多い．家屋訪問調査は，看護師，理学療法士・作業療法士・言語聴覚士といったリハビリテーションスタッフ，介護福祉士などを交えたチームでの訪問がより有効である．改修場所は段差が存在したり，立位と座位を繰り返すような箇所が対象となりやすく，渡部らによれば玄関，寝室，トイレ，浴室の 4 ヶ所で全改修場所の 84％を占めていた[6]．また，扇風機やこたつなどの家電製品や延長コードなどのコードは対策が難しいものの，余分な分は絡みづらくしておくなどの対策も有用である[7]．岡村は家屋訪問調査の介入によって転倒が大幅に減少し，屋内の歩行に対する不安や屋内のつまずきやすべりが減少したと述べている（表 1）[8]．当院でも明らかに退院後の転倒リスクが高い患者に対しては訪問行動を行って改修点を抽出し，退院後の生活が安心して送れるようにしている．これらの家屋訪問行動は，我々医療従事者が個々の患者の家屋内転倒リスクを把握できるだけでなく，患者自身が転

表 1. 介入群 15 例に対する介入内容と介入件数

介入内容	介入件数
玄関に滑り止めや人工芝の設置	8
マット裏滑り止めシートの設置	8
日常生活用具など使用指導	6
段差に夜間反射テープの設置	4
転倒注意のカード表示の設置	3
段差箇所に滑り止めテープの設置	2

（文献 8 より改変）

倒リスクに気づく意味もあるため可能であれば積極的に行うとよいが，一方で生活範囲や移動様式の変更に伴って新たな転倒リスクが発生する場合もあるので[9]，一度きりの対策ではなく継続した患者とのリスクコミュニケーションが重要である．

国家レベルでも家屋内転倒対策は進められている．2006年高齢者，障害者などの移動などの円滑化の促進に関する法律(通称：バリアフリー新法)が施行され，建築設計標準の中で床の滑りの指標としてすべり抵抗係数(Coefficient of Slip Resistance；C.S.R)の推奨値が記載された．新築建築物と大規模改修時に適合させる義務があり，既存の建築物であってもC.S.Rの推奨値を参考にして適切な材料・仕上げとすることが望ましいとされているが，転倒事故は周知不足により依然増加しているらしい[10]．家屋訪問調査を行えば実際の床のすべり具合を患者自身とともに確認できるため，新基準を満たしていない建築物であっても対策は可能と思われる．

心のバリアフリー

めまい・ふらつきが長引くと不安傾向，うつ傾向が上昇することはよく知られているし[11]，五島らは，たとえ器質的疾患であってもめまい発作回数が多いほど重篤な病気の懸念や症状に対する無力感が増すと報告しており[12]，長引くめまい・ふらつき患者に対する精神的サポートは重要である(表2)．しかしながら，めまい・ふらつきに対する精密検査は設備や手間の問題から大きな病院でなければ施行しづらい環境にあるため，眼振がないというだけで不定愁訴として取り扱われて心療内科や精神科受診を安易に勧められる傾向にあり，ドクターショッピングを繰り返す患者も数多く存在する．こういった患者は「めまい難民」と呼ばれ[13]，周囲の人から「そういう気がしているだけだよ」とか「気のせいじゃないの？」「ストレスのせいよ」といった評価をされて，めまい・ふらつきの辛さを理解してもらえないことが多い．

心のバリアフリーは，ユニバーサルデザイン2020行動計画の重要課題の一つとして，「様々な心身の特性や考え方を持つすべての人々が，相互に理解を深めようとコミュニケーションをとり，支え合うことである」と定義づけされている[14]．この計画の中で障害者に対する差別をなくすために心のバリアフリーを体現するための重要なポイントが3つ挙げられているが，障害者をめまい・ふらつき患者に置き換えると，

① めまい・ふらつき患者への社会的障壁を取り除くのは社会の責務であるという「めまい・ふらつきの社会モデル」を理解すること．

② めまい・ふらつき患者(およびその家族)への差別(不当な差別的取扱い，および合理的配慮の不提供)を行わないよう徹底すること．

③ 自分とは異なる条件を持つ多様な他者とコミュニケーションを取る力を養い，すべての人が抱える困難や痛みを想像し共感する力を培うこと．

のようになる．① は医療従事者が実施できることではないが，行政や日本めまい平衡医学会などとの連携によって啓発ポスターを作るなどは可能である．実地臨床の現場では ② はとても重要である．患者が悩んでいれば積極的に高度医療機関へ紹介するなどして，めまい・ふらつきの原因究明に尽くすべきである．精密検査による器質的疾患の証明やPPPDの概念の理解などによって，“気のせいではない”ということを証明してあげれば，患者自身も安心するであろうし，また病気であるという事実は患者の周囲の人々の意識も変えることができる．医療従事者自身の問題として ③ もまた意識改革を促さなければならない．めまいはよくわからない，めまい・ふらつき患者は話が長くてめんどくさいなどの理由を掲げてめまい・ふらつき患者の診療を嫌がる医療従事者は少なから

表 2. 身体感覚に対する破局的思考尺度(SSCS)

SSCS因子	めまい重度群	めまい軽度群	P値
身体感覚に対する注意	21.1	18.1	0.001
日常生活上の支障	25.5	21.5	0.000
重篤な病気の懸念	17.0	14.8	0.002
症状に対する無力感	15.8	14.1	0.001
絶望感	7.5	6.7	0.111

得点が高いほど身体感覚に対する破局的思考が高い
(文献12より改変)

ず全国に存在している．めまい・ふらつきを専門とする医療従事者を変人扱いする医療従事者間の差別すら存在するのが現実である．めまい・ふらつき患者だけではなく，めまい・ふらつきの専門家に対する心のバリアフリーも併せて実現するために，社会と個々のコミュニケーションを活性化させていかなければならない．そのための教材として，首相官邸の政策会議のホームページに心のバリアフリーを学ぶためのアニメーション教材が紹介されている[15]．是非ご覧になってはいかがだろうか．

終わりに

1964年10月10日第18回オリンピアード競技大会（通称：東京オリンピック）の開会式が催され，アジアで初めて開催されたオリンピックが幕を開けた．これを受けて1966年に10月10日が体育の日に制定され祝日となった（祝日法の改正により2000年以降は10月第2月曜日に変更）．平衡機能は立位保持や歩行などの動作を円滑に行うためのシステムであり，これらが破綻してめまい・ふらつきが出現すればスポーツもままならないが，今では10が「てん」や「とう」と呼べることから日本転倒予防学会（旧：日本転倒予防医学研究会）が10月10日を"転倒予防の日"と制定し，様々な活動が行われている．

さらに，2013年9月第125次IOC総会で2020年のオリンピアード競技大会開催都市が東京に決定した．これを契機として，障害の有無にかかわらず誰もが相互に人格と個性を尊重し支えあう「心のバリアフリー」を推進することや，東京においてユニバーサルデザインの街づくりを進めることで共生社会を実現し，障害のある人などの活躍の機会を増やすべく，2017年2月「ユニバーサルデザイン2020行動計画」が策定された．さらに，2018年12月ユニバーサル社会の実現に向けた諸政策の総合的かつ一体的な推進に関する法律が施行されている．現在ではこれらをバリアフリー化の骨子の一つとして数々のバリアフリー化の具体的取り組みが進められている．

世界的なCOVID-19の猛威の中で東京オリンピック2020の開催に批判的な医療従事者も多かった中，めまい・ふらつき患者に対するバリアフリーを体現していくうえでの種々の契機が2度の東京オリンピックにあることは余談として覚えておいてもいいのではなかろうか．

参考文献

1）田口孝之，廣瀬圭子，池田　誠：高齢者の転倒の環境因子に対するこの10年の取り組みと今後の課題．理学療法，**27**：662-663，2010.
2）久保和彦，柴田修明：当院を救急車で受診した平衡機能障害患者の臨床統計─転倒に焦点を当てて─．耳鼻と臨，**57**：103-108，2011.
Summary　救急車で受診した879人のうち，転倒が8%，めまい・ふらつきは7%だったが，契機はつまずきが48%，ふらつきが16%だった．
3）消費者庁（2020年）：10月10日は「転倒予防の日」，高齢者の転倒事故に注意しましょう！─転倒事故の約半数が住み慣れた自宅で発生しています．https://www.caa.go.jp/policies/policy/consumer_safety/caution/caution_040/assets/consumer_safety_cms204_201008_01.pdf
4）独立行政法人国民生活センター（2013年）：医療機関ネットワーク事業から見た家庭内事故；高齢者編．http://www.kokusen.go.jp/pdf/n-20130328_3.pdf
5）土井有羽子，上野昌江，和泉京子：生活機能評価を受診した女性高齢者における自宅内転倒者の実態とその要因．日地域看護会誌，**16**：4-11，2013.
6）渡部浩二，有馬　聡：当院における退院前訪問指導の現状と課題．日職災医誌，**67**：49-53，2019.
7）吉田光子：家の中のアセスメント（移動編）．ケアマネージャー，**16**：32-35，2014.
8）岡村太郎：作業・理学療法士の在宅訪問による高齢者転倒予防への生活・環境改善活動の有効性に関する無作為化比較試験．新潟医会誌，**121**：201-208，2007.
Summary　転倒経験のある高齢者29例のうち，予防介入した15例ではその後の転倒がなかったのに対し，対照群14例では半分が再転倒していた．

9) 山元久美子，梅木千鶴子，斎藤祐美子ほか：回復期リハビリテーション病棟入院中の家屋評価後の追跡調査―退院後の改修箇所変更の有無と日常生活動作との関連について―．理学療法―技術と研究―，**45**：69-74，2017.

10) 清水雅雄：滑り転倒事故は自己責任か？―バリアフリー新法改訂！床面すべり抵抗係数(C.S.R.)が転倒事故を変える！―．Geriat Med，**53**：845-847，2015.

Summary バリアフリー法で，履物をはいて動作する床・路面と，素足で動作し大量の水や石鹸水などがかかる床とそれぞれ最低すべり抵抗係数が決定された.

11) 堀井 新：慢性めまいにおける精神疾患の関与と対応．日耳鼻会報，**120**：750-751，2017.

12) 五島史行，野村恭子，中尾睦宏ほか：難治性末梢性めまいの重症度に影響する心理社会的要因の検討．Jpn J Psychosom Med，**56**：148-156，2016.

13) 渡辺行雄：めまい診療のすすめ方 司会の言葉．日耳鼻会報，**116**：350，2013.

14) 首相官邸(2020年)：ユニバーサルデザイン2020行動計画．https://www.kantei.go.jp/jp/singi/tokyo2020_suishin_honbu/ud2020kkkaigi/pdf/2020_keikaku.pdf

15) 政策会議(2021年)：心のバリアフリーについて．https://www.kantei.go.jp/jp/singi/tokyo2020_suishin_honbu/udsuisin/program.html

MB ENT, 265：29-37, 2021

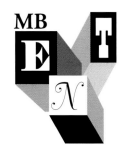

◆特集・耳鼻咽喉科疾患とバリアフリー

高齢者の嗅覚障害とバリアフリー

鈴木宏和[*1]　杉浦彩子[*2]

Abstract　嗅覚は傷んだ食物や煙の検出，食事の楽しみ，コミュニケーション，労働生活など様々な状況で重要な役割を果たしている．嗅覚障害は生活の質(QOL)の低下を招き，孤独やうつなど精神的な障害にもつながるリスクがある．嗅覚障害に対する日常生活の対策やカウンセリングが重要である．また，高齢者の嗅覚障害は認知機能低下とも深くかかわりがあり，認知症の早期発見，早期介入のために，嗅覚検査はスクリーニングとしても注目されている．

Key words　嗅覚障害(dysosmia)，加齢(aging)，QOL(quality of life)，アルツハイマー病(Alzheimer's disease)，MCI(mild cognitive impairment)

はじめに

視覚障害や聴覚障害は常にスクリーニングされ，障害が発見されやすいが，嗅覚障害は周囲から気づかれにくい．高齢者の中には嗅覚低下を気づいていないか，気にしていないことがよくみられ，いつからの症状かはっきりしないことが多い．米国の統計調査では，60歳台では約17%，70歳台で約30%，80歳以上では約60%に何らかの嗅覚障害があると推定されている[1)]．嗅覚障害は，身の回りの危険や，日常生活の様々な弊害に関連するが過小評価されがちである．においに急激な変化がない場合，受診されていない可能性がある．また，嗅覚障害は加齢や認知機能低下とも深いかかわりがある．アルツハイマー病(AD)やパーキンソン病などの神経変性疾患では，早期発見のバイオマーカーとして嗅覚低下が指摘されている．ところで，日本政府が近年発表した新オレンジプラン[2)]や認知症施策推進大綱[3)]によると，2018年には日本国内に認知症患者は500万人以上といわれている．これは65歳以上の7人に1人に相当するが，2025年には，5人に1人の700万人に達すると予想されている．軽度認知障害(mild cognitive impairment；MCI)を含めると数はさらに増大し，認知症の問題はまさに喫緊の課題である．政府は認知症の発症を遅らせる「予防」と，認知症になっても自分らしく暮らし続けられる「共生」を掲げ，「認知症バリアフリー」の取り組みを進めている．嗅覚検査は認知症発症の早期発見に寄与する可能性がある．本稿では，耳鼻咽喉科で高齢者の嗅覚障害と遭遇したときに，QOL改善のためにどのようなアドバイスをするか，また認知機能低下との関連に留意して，神経内科や，もの忘れ外来などへ紹介するきっかけを作ることを目的に概説する．

嗅覚障害から起こりえる生活(QOL)の問題

嗅覚障害の患者が経験する日常生活の問題を調べた本邦の研究で，三輪らは嗅覚障害患者が有するハンディキャップに関して，disability，QOLおよび日常生活の満足度をアンケートで調査した[4)]．それによると，嗅覚障害の患者は食品の腐敗，調理など，食事関係に支障をきたし，ガス漏れや煙に気づかない危険があった．QOLでは，ガ

[*1] Suzuki Hirokazu，〒474-8511 愛知県大府市森岡町7-430　国立長寿医療研究センター耳鼻咽喉科，医長
[*2] Sugiura Saiko，同科／豊田浄水こころのクリニック

ス漏れや火災に対する不安，恐怖や，体臭や口臭への気遣いが増え，食に対する楽しみも減った．また，日常生活の満足度は嗅覚障害の程度と強い相関関係があった．嗅覚の喪失は，危険事象の経験，食事への弊害，労働の障害につながり，うつ病との関連を指摘する海外のレビューもあり，嗅覚障害が身体的，社会的，心理的に影響を及ぼす可能性が指摘されている[5)~7)]．嗅覚障害を伴う高齢者はADLが低下し，自立性が低下して家族や社会のサポートが必要となった報告もある[8)]．ここでは項目ごとに嗅覚障害との関連を述べる．

1．嗅覚関連の危険事象の経験

嗅覚は危険な状況や，生命にかかわる可能性のある状況を警告するための手掛かりを与える．鍋を焦がすなどの調理の事故，火災やガス漏れ，腐敗した食品や有毒物質の摂取の経験についてのインタビューでは，ハザードの経験率が嗅覚正常では19%であったのに対し，嗅覚障害ありでは37%であった[9)]．防災白書によると火事死亡の71.6%が65歳以上であり，特に81歳以上は全平均の4.4倍であった．死亡原因の46.8%が逃げ遅れで，このうち火事発見が遅れ，逃げ道がなかったり，逃げる機会を失ったと思われる事例が約半数を占めた[10)]．出火した火災が急激に拡大し始めるのは出火後5分程度といわれているが，すぐに煙のにおいを感知できなかった可能性がある．また，ガス漏れについて，都市ガス自体は無臭であり，においでガス漏れを検知できるように着臭剤を使われ，成分のメルカプタンはタマネギが腐敗したようなにおいがする．着臭剤は無害であるが，ガス漏れのにおいに気がつかないと不完全燃焼によるCO中毒や火災の原因になりうる．他にも日常生活で，殺虫剤(くん煙剤を含む)，漂白剤，洗剤，灯油などは，においに気づかないと危険量を吸入してしまうリスクがある．また，腐敗臭のある食品は，食中毒を起こす菌やウイルスが付着している可能性が高く，傷んだもののにおいが判別できないと食中毒の原因になる．嗅覚障害によるこれらの危険事象の対策として，家庭内の同居人の存在，ガス漏れや火災の検知器，タイマーの使用，より安全性の高い暖房器具の選択やオール電化の導入，食品の開封日の記載と廃棄日の決定，レシピの遵守などが挙げられる[4)]．

2．食事の問題

高齢者の栄養の問題には，嗅覚も重要なかかわりがある．嗅覚障害と将来の死亡率の関連を調べた論文のいくつかは，認知機能低下などの条件を調整したあとでも，嗅覚障害そのものが高齢者の死亡率を増加させると報告している．Liuらは嗅覚障害が食欲減少や不健康な食事を誘引し，栄養失調や体重減少を引き起こす可能性を指摘している[11)]．そもそもおいしさは甘味，塩味，苦味，酸味，うま味などの狭義の味覚以外に，においからくる風味や，硬さ，舌ざわり，温度，湿度，粘り気，大きさ，厚み，色彩など多様な要素によって形成される．十分な咀嚼では口腔内に食物が長く存在し，味覚が刺激されると同時にかおりがレトロネーザルに嗅覚を刺激しておいしさを形成する．後藤らは，うま味の感知や感覚強度の相関は，鼻腔閉鎖条件よりも鼻腔解放条件のほうが有意に高くなったことを報告している[12)]．中枢においては，島，弁蓋，眼窩前頭回，前帯状回などでは味覚，嗅覚の情報入力が互いに重複することが指摘されていて，感覚の相乗効果が生じていると考えられている[13)]．また，食欲もにおいによって影響を受ける．食物のにおいをかぐと，味が似た食物の食欲が増加することが知られていて感覚特異的食欲と呼ばれる[14)]．嗅覚障害と食事行動の変化に関しては，においがわからなくなると，食事に対する楽しみが減った，辛い物やくどいものを好むようになった，新鮮な果実や魚介類の購入が減った，食欲低下で食事摂取量が減った，食事に多くのスパイスを使うようになった，塩分の濃いものを好んだ，高脂肪やアルコールの摂取が増えた，食物繊維の摂取が減った，など様々な不健康な食事の変化が報告されている[16)17)]．

味の問題で受診する高齢の患者の中には，実際は味覚ではなく，嗅覚が低下していることがしば

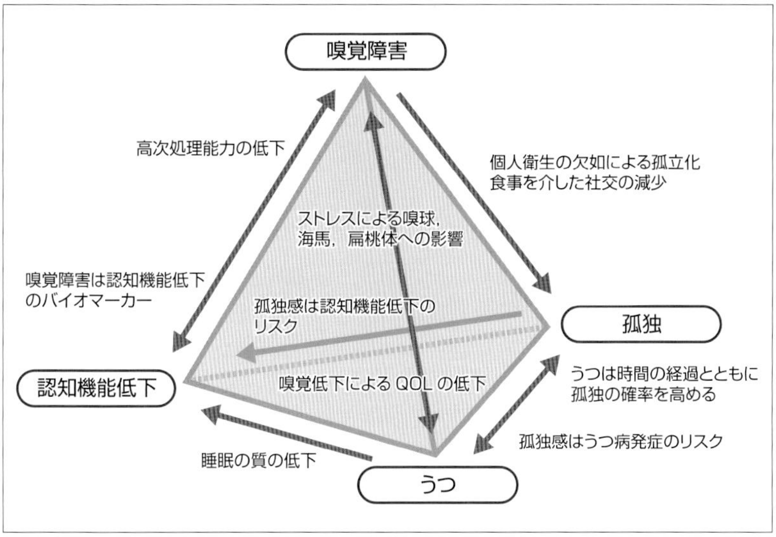

図 1. 嗅覚障害, 孤独, うつ, 認知機能低下の関係
それぞれ症状の悪化に関連がみられる

しばみられるが, 風味が低下していると考えられ, 嗅覚と味覚の両方を計測する必要がある. 三輪は, 食欲や食に対する意欲の低下を起こすことのないよう, 献立や栄養面での指導や, 食事を楽しく摂るための周囲の協力の必要性を指摘している[4]. うま味, スパイスなどの味覚の工夫に加えて, 彩り, 食感など, 他の感覚でも食事を楽しめるような工夫も大切である.

3. 嗅覚障害と孤独, うつとの関係

嗅覚障害とメンタルヘルスの密接な関係を明らかにすることは公衆衛生にとって重要である. 嗅覚障害を伴う多くの高齢者の25〜30%が無力感, 社会的孤立, うつ病の症状に苦しんでいることが指摘されている[5]. 高齢者にとって嗅覚障害は, 恥ずかしさ, 疎外感, 怒り, 孤独につながるリスクがある[17]. アンケートやVAS(visual analog scale)で嗅覚低下が重症であるほど, 孤独が強いという報告もある[18]. 嗅覚が低下すると, 食事を介して社交する傾向が減少する可能性があり, また体臭など個人衛生における問題が, 社会生活への参加を妨げるリスクがある. うつとの関連も深く, 嗅覚低下は心理的幸福を損なう[19], 70歳以上の嗅覚障害は抑うつ症状が多かった(オッズ比1.66倍)[20], うつ病の患者では嗅覚感受性が有意に低く, 嗅球の体積も小さいといった報告がある[21]. においが欠損した楽しみのない生活のためにうつ症状がもたらされた可能性に加えて, 嗅球からのインプットの減少が, 情動や記憶をつかさどる扁桃体を介した辺縁系にも影響を与えたと考察されている[17]. うつ病では時間の経過とともに孤独のリスクが高くなるとも指摘されている[22]. 孤独, うつはさらに認知機能低下ともかかわりがある. 孤独は皮質アミロイド蓄積と関連し, AD認知症のリスクを増大させることや, 認知機能を12年間で10%以上低下させることが報告されている[22,23]. 一方, うつ病から生じる睡眠障害は認知機能を損ない, 高次処理に悪影響を及ぼすリスクも指摘されている[24]. このように嗅覚障害, 孤独, うつ, 認知機能低下はそれぞれ互いに症状の悪化に関連がみられる(図1). 嗅覚障害に対する患者への適切なカウンセリングはQOLの向上のために重要である.

4. 個人のにおい, 衛生管理について

汗をベースとしたにおいは, 重要な非言語コミュニケーションを担っている[7]. 体臭は個人の特定や近親者の確認, パートナーの選択, 感情状態や健康状態を知らせる役割があるが, 社会的には体臭を出さないことが求められる. 嗅覚低下で自分の体臭がわからなくなることを心配するケースは多く, その比率は文献によって19〜41%であり, 嗅覚障害のもっとも悪い影響は個人の衛生が認識できなくなることであったという報告もあ

る[5]．三輪によると，嗅覚障害の患者は，体臭や口臭，部屋のにおいを障害前より気にするようになった，逆に無頓着になった，ペットの管理やおむつ交換が行き届かなくなった，掃除や洗濯，入浴回数が増えた，消臭剤の使用が増えた，香水コロンの使用量が減った，など様々な変容を呈していた．嗅覚を失うと，自分でにおいの管理をすることが難しくなるため，厳格に個人衛生を習慣づけたり，身近な人ににおいの評価をサポートしてもらう対策が報告されている[4]．

5．嗅覚障害と職業の関係

職業によっては嗅覚障害を起こす業種がある．鉛，マンガン，カドミウム，ニッケル，亜鉛，クロムなどの重金属の曝露は嗅粘膜を損傷するため，バッテリー，製油所，塗料工場などで嗅覚障害を起こした報告がある[25]．また，農薬に使われる臭化メチル，フッ化硫黄や建築塗料のホルムアルデヒドなども嗅覚障害を起こすと指摘されている．これらの神経毒性物質は嗅上皮に直接損傷を与えるだけでなく，嗅球から先の中枢領域にも微粒子が蓄積する可能性が示唆されている．同様に空気中の微小粒子状物質PM2.5も嗅上皮から嗅球，嗅皮質に到達することが明らかになっており，大気汚染の激しい都市では嗅覚障害の報告が多く，交通整理，道路作業員，バスの運転手などPM2.5に曝露されやすい職業でのリスクも指摘されている[26]．また，嗅覚障害は労働生活を妨げることもある．Temmelらの文献では嗅覚障害の8%が仕事継続に問題があった[6]．調理師，ソムリエ，調香師など直接においの分析にかかわる職種だけでなく，看護師，消防士，電気技師，車の整備士なども嗅覚障害により仕事に影響が出る可能性が指摘されている．

認知機能低下と嗅覚障害

嗅覚障害が認知機能低下に関連するとした報告は多い．日本鼻科学会の嗅覚障害診療ガイドラインでは，嗅覚障害の診断は神経変性疾患の鑑別診断，症状の進行度や認知障害発症の予知に強いエビデンスがあると推奨されている[27]．認知機能低下を伴う神経変性疾患として，AD型認知症(44%)，レビー小体型認知症(21%)，前頭側頭葉変性症(15%)，脳血管性認知症(10%)などがある[28]．この項ではADや，その前段階のMCIと嗅覚障害の関係について述べる．

1．ADと嗅覚障害の関係

ADは20年以上の非常に長い発症前期を経て発症する疾患である．65歳以上の有病率は10〜30%，発生率は1〜3%/年，平均発症年齢が80歳，平均臨床期間が8〜10年と報告されている[29]．病理の特色として，アミロイドβの過剰により形成されるアミロイド線維が神経細胞外に蓄積する老人斑や，神経細胞内に蓄積するタウ蛋白が過剰にリン酸化して凝集し，神経細胞死する神経原線維変化が知られている[30]．これらの変化は側頭葉から始まり，前頭葉，頭頂葉など他の領域に進行することが指摘されている．老人斑と神経原線維を定量的に評価した文献では，死亡時に認知症ではなかった高齢者97人の脳病理所見で20%が病理診断的ADの所見であったことから，認知症発症以前からADの病理的変化は潜在して生じており，長年にわたって蓄積されると考えられている[31]．特に，神経原線維変化の密度は嗅内皮質，扁桃体，海馬などの側頭葉内側部において年齢とともに増加するといわれている．画像検査においても側頭葉内側部の嗅内皮質，海馬が早期に萎縮してくることが知られており，近年，MRIで側頭葉内側部の萎縮度を正常データベースと比較して統計処理するVSRAD(Voxel-based specific regional analysis system for Alzheimer's disease)がADの早期診断や進行度評価に有用とされている[32]．嗅内皮質，海馬，扁桃体が含まれる大脳辺縁系は嗅覚中枢路としても知られている(図2)が，嗅内皮質は海馬と大脳皮質を橋渡しする役目があり，においの記憶は海馬から嗅内皮質を通って大脳皮質に蓄えられる．海馬は新たに獲得した記憶を大脳皮質に移行して記憶の保持を行い，また大脳に蓄積されている記憶の検索もする

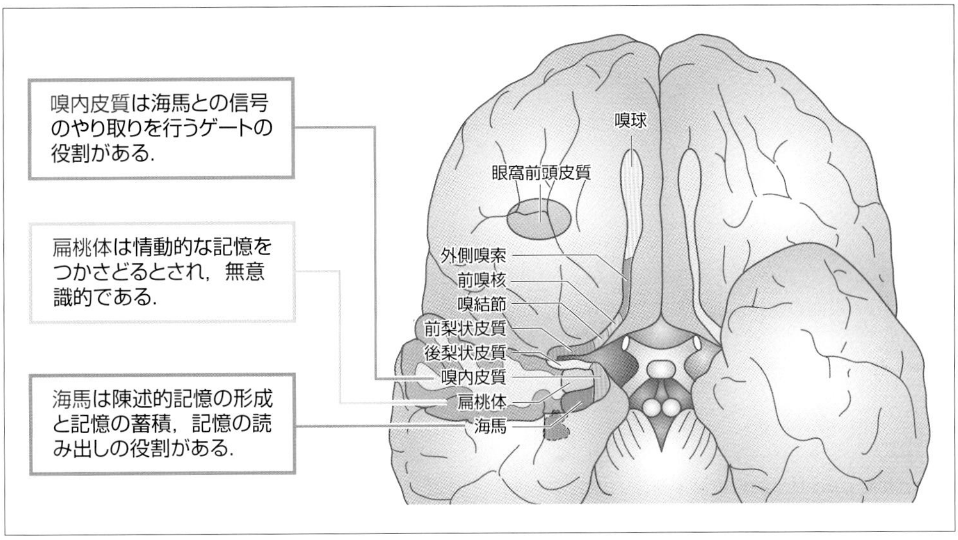

嗅内皮質は海馬との信号のやり取りを行うゲートの役割がある.
扁桃体は情動的な記憶をつかさどるとされ，無意識的である.
海馬は陳述的記憶の形成と記憶の蓄積，記憶の読み出しの役割がある.
嗅球
眼窩前頭皮質
外側嗅索
前嗅核
嗅結節
前梨状皮質
後梨状皮質
嗅内皮質
扁桃体
海馬

図 2. 嗅覚中枢路
嗅球からのにおいの情報は大脳辺縁系に伝わり，最終的に眼窩前頭皮質に伝わる
（文献 33 より改変）

など，においの記憶の出し入れを担っている．扁桃体には，においを感情的な反応に関連付ける働きがあり，無意識的な情動記憶と関連する[33]．このように嗅覚中枢路はアルツハイマー病の早期疾患領域とも重複することから，嗅覚障害とアルツハイマー病の関連を検討した文献は多い．Doty らは軽度～中等度の AD において，嗅覚同定検査の University of Pennsylvania Smell Identification Test（UPSIT）を用いて，においの検知と同定の両方に問題があり，患者が嗅覚低下に気づいていないことを指摘した[34]．また，Serby らは AD の患者は初期からにおいの同定は障害されるが，AD が比較的進行するまでにおいの検知の欠損は現れなかったことを報告した[35]．Devanand らは認知症のない高齢者を 4 年間追跡し，その後の AD 発症の有無と UPSIT との関連を調べたところ，嗅覚同定検査の悪化はエピソード記憶よりも鋭敏に認知機能低下を予測した[36]．さらに，Velayudhan らは軽度～中等度の AD において，半年間で急速に認知機能が低下した群では，特に UPSIT スコアが悪かったと述べている[37]．本邦でも神保らのにおいスティック（OSIT-J）を使った研究では，AD が非認知症群と比べて有意な嗅覚障害を示し，重度の AD 群は軽度の AD 群に比べて深刻な嗅機能不全を有していた[38]．亀山らも OSIT-J の臭素のうち，香水，バラ，ひのき，カレー，墨汁，ガスの組み合わせを「認知症サブセット」として定義し，これらのにおいの同定が認知機能低下の優れた指標であると報告した[39]．

我々は国立長寿医療研究センターの嗅覚外来で，基準嗅力検査（T&T オルファクトメトリ）を用いて，認知機能低下を含む嗅覚障害の患者の評価を行っている．認知症（AD が 7 割含まれる）は，加齢性嗅覚障害や感冒後嗅覚障害と比べて，T&T 検知域値の差は認めないものの，認知域値が有意に悪化していた[40]（図 3）．認知症の半数は嗅覚脱失に相当しており，その結果，認知症では T&T の検知域値と認知域値の差が認知機能正常と比べて有意に大きくなっていた．AD を含む認知症の嗅覚障害の特徴の一つは「何かにおっているが，何のにおいかを正確に答えることができない状態」である．これは，においの欠損よりもにおいの同定がより認知機能を反映しており，海馬などの高次機能低下により，においの記憶処理が障害されている可能性がある．嗅素別では，認知症群は特にスカトール（便臭）を正確に返答することができなかった．AD の進行した患者には「弄便」という行為がみられることが知られているが，便臭がわからなくなることも，便に対する不快不潔の認識が低下する一因かもしれない．AD 認知症の嗅覚障害のもう一つの特徴は，嗅覚低下の自覚の欠如である．認知症群は嗅覚検査で高度の嗅

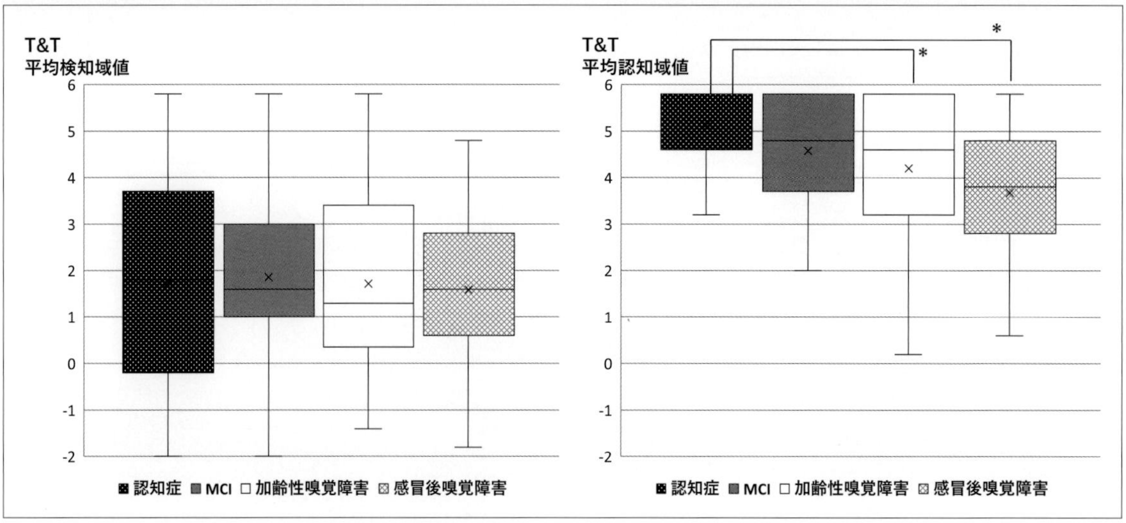

図 3. 高齢者の基準嗅力検査(T & T オルファクトメトリ)の比較
何かにおいがわかる検知域値は差がなかったが，何のにおいかを答える認知域値は認知機能が低下するほど悪化を認めた
*Dunnett's test, $P<0.05$
(文献 40 より改変)

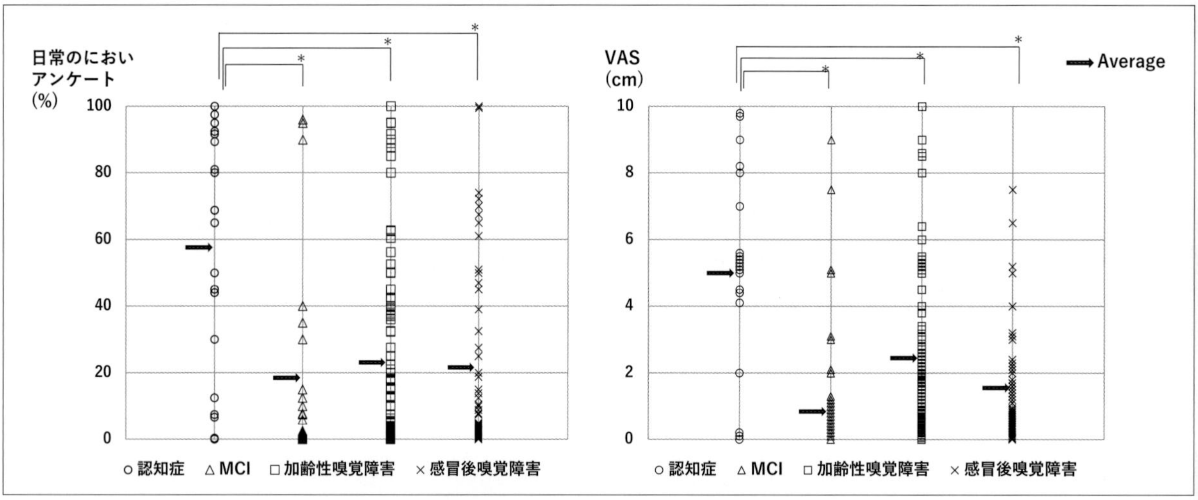

図 4. 高齢者の嗅覚低下の自覚についての比較
認知症群は他群に比べて嗅覚低下の自覚が少なかった
*Dunnett's test, $P<0.05$
(文献 40 より改変)

覚低下があっても，日常のにおいアンケートや visual analog scale(VAS)で高得点を記入するケースが多かった(図 4)．Nordin らの研究でも，AD の 74%が自分のにおいは正常であると申告した[41]．Adams らも嗅覚障害を伴う高齢者の 1/4 のみが正確に自己の嗅覚を報告し，嗅覚障害に対する意識を欠いた高齢者は，5 年後に認知機能が悪化する可能性が高かったと述べている[42]．AD の嗅覚検査と自己評価のギャップは，本人がにおいの低下に気づいていないか，または深刻なことと考えていない，味覚の問題と錯覚している，においを正確に表現する言葉が思い浮かばない，普段はもっとわかっていると取り繕うなど，いくつかの原因が考えられる．嗅覚検査と自己評価の組み合わせを簡便に行うシステムの構築は，認知症をスクリーニングする手段の一つとして有効な可能

性がある．OSIT-J やカード式嗅覚同定検査（オープンエッセンス：OE）は保険適用でないが，侵襲性がなく，比較的安価で手軽に行える検査であり，臨床現場で他の認知機能検査に加えると有用と考えられる．

2．MCI と嗅覚障害の関係

MCI は記憶などの認知機能に障害がみられても日常生活に支障をきたさない状態を指し，認知機能正常と認知症の中間的な状態を意味する．MCI の有病率は 65 歳以上の高齢者の 15〜20％とされ，罹患率は 2〜5％/年といわれている．MCI から認知症へ進行する率は 5〜15％/年であるが，正常に戻る率も 16〜41％/年と報告されている[30]．MCI から AD へ進展する者の嗅覚機能の特徴は，嗅覚の研究にとって重要なテーマである．AD の決定的な治療法がまだ開発されておらず，また MCI の中には適切な治療や習慣で正常範囲に戻るケースがあることから，認知機能が明らかに機能不全になる前に，早期診断し，介入が開始されることが重要である．牧迫らの報告では，OE で高度の嗅覚低下があった MCI は，言葉と視覚の記憶力，注意力／執行機能が著しく低下しており，処理速度も遅かった[43]．Conti らは，嗅覚障害を伴う MCI では嗅覚正常の MCI よりも AD に進展するリスクが著しく高く，またエピソード記憶も悪かったことから，嗅覚同定検査は MCI においても予後を予測するのに有用であったと報告している[44]．Devanand らは UPSIT や MRI による海馬と嗅内皮質の体積と認知機能検査の結果などを組み合わせることにより，MCI から 3 年後の AD への転換を強く予測できるとした[45]．特に，健忘性の MCI では認知機能正常と比較して UPSIT スコアが有意に低下していた．また，嗅覚低下に無自覚であることが AD 発症の重要な予測因子であった[46]．さらに，Wilson らは認知機能正常の高齢者の中でも，嗅覚同定が悪いと 5 年後の MCI 発症率が 50％高かったと発表している[47]．Roberts らも認知機能正常の高齢者を平均 3.5 年追跡したところ，嗅覚同定検査の結果が良いと MCI の発生頻度が減少したことを報告している[48]．

国立長寿医療研究センターのデータにおいても，MCI の T&T の認知域値は認知機能正常と認知症の間に分布していたが[40]，フォロー中の成績は上下に変動があり，必ずしも一方向ではなかった．MCI を認知機能正常や AD と区別することは，嗅覚検査のみでは困難であるが，リスクの指標にはなる．認知機能正常から MCI，または MCI から AD への急速な推移がないか，嗅覚も定期的に追跡していくと有用である．

おわりに

嗅覚は加齢とともに衰えるが，高齢者の QOL や全身状態とのかかわりが深く，食事の摂取にも影響を与えるため，嗅覚低下が高齢者の中長期の予後を反映する指標になる可能性がある．高齢者の嗅覚障害に対して決まった治療法はまだないが，海外では，高齢者に 5 ヶ月間嗅覚トレーニングを行った群は，対照と比較して嗅覚の域値と識別能力が改善した報告もあり[49]，今後の嗅覚刺激療法のデータ蓄積が期待される．加齢や認知機能低下による嗅覚低下の特徴を把握し，認知症の早期発見，早期対応が行えるよう，高齢者の嗅覚障害も軽視してはならない．また，嗅覚障害はコミュニケーションを減らすきっかけになる場合がある．嗅覚障害による QOL 低下に対する日常生活の対策やカウンセリングも重要である．

文　献

1）Murphy C, Schubert CR, Cruickshanks KJ, et al：Prevalence of olfactory impairment in older adults. JAMA, **288**(18)：2307-2312, 2002.
2）厚生労働省老健局高齢者支援課認知症・虐待防止対策推進室：認知症施策推進総合戦略（新オレンジプラン）―認知症高齢者等にやさしい地域づくりに向けて―平成 27 年 1 月 27 日．https://www.mhlw.go.jp/stf/houdou/0000072246.html
3）認知症施策推進関係閣僚会議．認知症施策推進大綱：令和元年 6 月 18 日．https://www.mhlw.go.jp/content/12300000/000519434.pdf

4) Miwa T, Furukawa M, Tsukatani T, et al：Impact of olfactory impairment on quality of life and disability. Arch Otolaryngol Head Neck Surg, **127**(5)：497-503, 2001.
Summary 嗅覚障害患者が有するハンディキャップについて調べた.
5) Croy I, Nordin S, Hummel T：Olfactory disorders and quality of life--an updated review. Chem Senses, **39**(3)：185-194, 2014.
6) Temmel AF, Quint C, Schickinger-Fischer B, et al：Characteristics of olfactory disorders in relation to major causes of olfactory loss. Arch Otolaryngol Head Neck Surg, **128**(6)：635-641, 2002.
7) Boesveldt S, Parma V：The importance of the olfactory system in human well-being, through nutrition and social behavior. Cell Tissue Res, **383**(1)：559-567, 2021.
8) Gopinath B, Anstey KJ, Kifley A, et al：Olfactory impairment is associated with functional disability and reduced independence among older adults. Maturitas, **72**(1)：50-55, 2012.
9) Santos DV, Reiter ER, DiNardo LJ, et al：Hazardous events associated with impaired olfactory function. Arch Otolaryngol Head Neck Surg, **130**(3)：317-319, 2004.
10) 内閣府：令和2年度版防災白書. http://www.bousai.go.jp/kaigirep/hakusho/
11) Liu B, Luo Z, Pinto JM, et al：Relationship Between Poor Olfaction and Mortality Among Community-Dwelling Older Adults. Ann Intern Med, **170**(10)：673-681, 2019.
12) Gotow N, Kobayashi T, Kobayakawa T：Retronasal aroma allows feature extraction from taste of a traditional Japanese. Flavour, **26**(2)：1-9, 2013.
13) 小林正佳：味とにおいの相互作用. JOHNS, **29**(1)：53-56, 2013.
14) Zoon HF, Graaf C, Boesveldt S：Food Odours Direct Specific Appetite. Foods, **5**(1)：12, 2016.
15) Aschenbrenner K, Hummel C, Teszmer K, et al：The influence of olfactory loss on dietary behaviors. Laryngoscope, **118**(1)：135-144, 2008.
16) Postma E, Graaf C, Boesveldt S：Food preferences and intake in a population of Dutch individuals with self-reported smell loss：An online survey. Food Quality and Preference, **79**：103771, 2019.
17) Sivam A, Wroblewski KE, Alkorta-Aranburu G, et al：Olfactory Dysfunction in Older Adults is Associated with Feelings of Depression and Loneliness. Chem Senses, **41**(4)：293-299, 2016.
18) Desiato VM, Soler ZM, Nguyen SA, et al：Evaluating the Relationship Between Olfactory Function and Loneliness in Community-Dwelling Individuals：A Cross-sectional Study. Am J Rhinol Allergy, **35**(3)：334-340, 2021.
19) Blomqvist EH, Brämerson A, Stjärne P, et al：Consequences of olfactory loss and adopted coping strategies. Rhinology, **42**(4)：189-194, 2004.
20) Gopinath B, Anstey K, Sue C, et al：Olfactory impairment in older adults is associated with depressive symptoms and poorer quality of life scores. Am J Geriatr Psychiatry, **19**(9)：830-834, 2011.
21) Negoias S, Croy I, Gerber J, et al：Reduced olfactory bulb volume and olfactory sensitivity in patients with acute major depression. Neuroscience, **169**(1)：415-421, 2010.
22) Donovan NJ, Wu Q, Rentz DM, et al：Loneliness, depression and cognitive function in older U. S. adults. Int J Geriatr Psychiatry, **32**(5)：564-573, 2017.
23) Donovan NJ, Okereke OI, Vannini P, et al：Association of higher cortical amyloid burden with loneliness in cognitively normal older adults. JAMA Psychiatry, **73**(12)：1230-1237, 2016.
24) Kohli P, Soler ZM, Nguyen SA, et al：The Association Between Olfaction and Depression：A Systematic Review. Chem Senses, **41**(6)：479-486, 2016.
25) Werner S, Nies E：Olfactory dysfunction revisited：a reappraisal of work-related olfactory dysfunction caused by chemicals. J Occup Med Toxicol, **13**：28, 2018.
26) Ajmani GS, Suh HH, Pinto JM：Effects of Ambient Air Pollution Exposure on Olfaction：A Review. Environ Health Perspect, **124**(11)：1683-1693, 2016.
27) 日本鼻科学会嗅覚障害診療ガイドライン作成委員会：嗅覚障害診療ガイドライン. 日鼻誌, **56**(4)：1-70, 2017.
28) Zou YM, Lu D, Liu LP, et al：Olfactory dys-

function in Alzheimer's disease. Neuropsychiatr Dis Treat, **12**：869-875, 2016.
29) Masters CL, Bateman R, Blennow K, et al：Alzheimer's disease. Nat Rev Dis Primers, **1**：15056, 2015.
30) 冨本秀和，松田博史，羽生春夫ほか：知っておきたい認知症の病理：17-20，72-86，認知症イメージングテキスト．医学書院, 2018.
31) Price JL, McKeel DW Jr, Buckles VD：Neuropathology of nondemented aging：presumptive evidence for preclinical Alzheimer disease. Neurobiol Aging, **30**(7)：1026-1036, 2009.
32) 松田博史：Alzheimer 病，認知症原因診断のための脳画像：59-83，ぱーそん書房, 2015.
33) Gottfried JA：Central mechanisms of odour object perception. Nat Rev Neurosci, **11**(9)：628-641, 2010.
34) Doty RL, Reyes PF, Gregor T：Presence of both odor identification and detection deficits in Alzheimer's disease. Brain Res Bull, **18**(5)：597-600, 1987.
35) Serby M, Larson P, Kalkstein D：The nature and course of olfactory deficits in Alzheimer's disease. Am J Psychiatry, **148**(3)：357-360, 1991.
36) Devanand DP, Lee S, Manly J, et al：Olfactory deficits predict cognitive decline and Alzheimer dementia in an urban community. Neurology, **84**(2)：182-189, 2015.
37) Velayudhan L, Pritchard M, Powell JF, et al：Smell identification function as a severity and progression marker in Alzheimer's disease. Int Psychogeriatr, **25**(7)：1157-1166, 2013.
38) Jimbo D, Inoue M, Taniguchi M, et al：Specific feature of olfactory dysfunction with Alzheimer's disease inspected by the Odor Stick Identification Test. Psychogeriatrics, **11**(4)：196-204, 2011.
39) Umeda-Kameyama Y, Ishii S, Kameyama M, et al：Heterogeneity of odorant identification impairment in patients with Alzheimer's Disease. Sci Rep, **7**(1)：4798, 2017.
40) Suzuki H, Teranishi M, Katayama N, et al：Relationship between cognitive impairment and olfactory function among older adults with olfactory impairment. Auris Nasus Larynx, **48**(3)：420-427, 2021.
Summary 嗅覚障害を有する高齢者を認知機能別に基準嗅力検査と自覚アンケートで比較した．
41) Nordin S, Monsch AU, Murphy C：Unawareness of smell loss in normal aging and Alzheimer's disease：discrepancy between self-reported and diagnosed smell sensitivity. J Gerontol B Psychol Sci Soc Sci, **50**(4)：P187-P192, 1995.
42) Adams DR, Wroblewski KE, Kern DW, et al：Factors Associated with Inaccurate Self-Reporting of Olfactory Dysfunction in Older US Adults. Chem Senses, **42**(3)：223-231, 2017.
43) Makizako M, Makizako H, Doi T, et al：Olfactory Identification and Cognitive Performance in Community Dwelling Older Adults with Mild Cognitive Impairment. Chem Senses, **39**(1)：39-46, 2014.
44) Conti MZ, Vicini-Chilovi B, Riva M, et al：Odor identification deficit predicts clinical conversion from mild cognitive impairment to dementia due to Alzheimer's disease. Arch Clin Neuropsychol, **28**(5)：391-399, 2013.
45) Devanand DP, Liu X, Tabert MH, et al：Combining early markers strongly predicts conversion from mild cognitive impairment to Alzheimer's disease. Biol Psychiatry, **64**(10)：871-879, 2008.
Summary 嗅覚が低下した MCI は 3 年後の AD 進展の予測因子になる．
46) Devanand DP, Tabert MH, Cuasay K, et al：Olfactory identification deficits and MCI in a multi-ethnic elderly community sample. Neurobiol Aging, **31**(9)：1593-1600, 2008.
47) Wilson RS, Schneider JA, Arnold SE, et al：Olfactory identification and incidence of mild cognitive impairment in older age. Arch Gen Psychiatry, **64**(7)：802-808, 2007.
Summary 認知機能正常の高齢の地域住民で嗅覚低下があると 5 年後の MCI の発生率が高かった．
48) Roberts RO, Christianson TJ, Kremers WK, et al：Association Between Olfactory Dysfunction and Amnestic Mild Cognitive Impairment and Alzheimer Disease Dementia. JAMA Neurol, **73**(1)：93-101, 2016.
49) Birte-Antina W, Ilona C, Antje H, et al：Olfactory training with older people. Int J Geriatr Psychiatry, **33**(1)：212-220, 2018.

MB ENT, 265：39-47, 2021

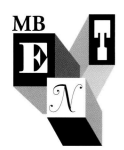

Dysarthriaを有する人たちのコミュニケーションを支援する機器や手段

苅安　誠*

Abstract　構音の異常を有するdysarthria話者で発話が実用的でない場合に，コミュニケーションを支援する方法が拡大代替コミュニケーション(AAC)システムである．はじめに，dysarthriaの定義，疫学，臨床特徴，コミュニケーションの障害による活動参加の制限と補完の必要性を，次にコミュニケーションとその本質(話し言葉と書き言葉，言語性と非言語性のコミュニケーション，発信者と受信者の相互関与，音声信号以外の要素，日常と非日常)を記す．AACの定義と原則・分類，AACの導入と適合の流れ，バリアフリーを実現するための補助的手段と支援機器，コミュニケーション支援の留意点(チームに提案し共有することで実用化を目指す，AACの適合と実践には本人の前向きな気持ちが必要となる，実用化には本人・相手の工夫と環境の設定が鍵となる)，代表例での適用を提示する．最後に，「話すこと・伝えること」の意義と課題を述べる．

Key words　構音(articulation)，dysarthria，コミュニケーション(communication)，拡大代替コミュニケーションシステム(augmentative alternative communication system；AAC system)，支援機器(assisted devices)，バリアフリー(barrier free)

構音(articulation)とは，話し言葉(特に語，words)を構成する言語音(母音と子音)の生成する過程である．構音の異常は，構造，(感覚)運動，学習の問題で区別され，その治療と経過は原因により異なる．急性期の発話困難，医師・歯科医師の治療や言語聴覚士(ST)の訓練・指導で実用的なコミュニケーションが難しい場合に，発話を補完あるいは代替する手段を考えることになる[1]．本稿では，dysarthriaを有する人たちのバリアフリーを実現するために用いられるコミュニケーションの支援機器と手段を取り上げる．

Dysarthriaとコミュニケーションの問題

1．Dysarthria

1）定　義

Dysarthriaとは，発声発語の遂行過程に関与する神経筋系の障害によって起こる話し言葉の異常である[2]．話し言葉の異常は，声の異常(嗄声，声の震えなど)，構音(分節)の異常(母音や子音の不正確さ，鼻漏れによる子音の歪みなど)，超分節の異常(遅い発話，抑揚の乏しい単調子など)に区分される．

2）疫　学

代表的な疾患と患者数，dysarthriaの起こる割合を記す[3]．虚血性脳卒中120万人の20％で24万人，頭部外傷25万人の10％で2.5万人，パーキンソン病14万人の50％で7万人，運動ニューロン疾患1万人の90％で0.9万人，多発性硬化症1万人の20％で0.2万人，小脳変性症2万人の30％で0.6万人，脳性まひ25万人の20％で5万人，その他の疾患も含め，50万人以上と推定される．

* Kariyasu Makoto，〒882-0081 宮崎県延岡市佐野町2121-8　ヒト・コミュニケーション科学ラボ

3）臨床特徴

Dysarthriaの発話とその運動障害は，ゆっくり(緩慢)で，力の乏しい(弱い)，不正確あるいは非協調的な運動が特徴的である[4]．損傷された神経系・回路の部位により，病型と音声言語病理の対応が示されている[1)2)4)5)]．Dysarthriaの病型，主な原因(疾患)，発話特徴を以下に示す：① 痙性麻痺は，錐体路障害をきたす疾患(脳血管疾患)で起こり努力性・粗糙性の嗄声や不正確な構音が特徴的である．両側性の仮性球麻痺は片側性の痙性麻痺よりも構音障害や嚥下困難が重度となる．② 弛緩性麻痺は，末梢神経(特に下位脳神経)の機能低下をきたす疾患や病状(ギランバレー症候群)で起こり，不正確な構音，気息性嗄声などを呈す．③ 失調性は，小脳や橋の病変(脊髄小脳変性症)で起こり，不明瞭な発話，声の震え，断綴的発話，が特徴的である．④ 運動低下性は，大脳基底核回路の機能低下をきたす疾患(パーキンソン病)で起こり，小声，不明瞭な発話(文の後半)が特徴的である．⑤ 運動過多性は，大脳基底核の病変(ジストニア)で起こり，発話の停止や構音の誤り，努力性・絞扼性の声を呈する．⑥ 混合性は，複数の神経経路・回路の障害をきたす疾患(多系統萎縮症，筋萎縮性側索硬化症)である．

2．コミュニケーション障害とバリアフリー

1）活動と参加

Dysarthriaを有する人たちにとって，話し言葉だけですべてを伝えることが難しい場合がある．発話での伝達の不成功を自覚していない場合もあり，交流がうまくできず，活動や社会参加が制約される[4)5)]．身体運動に制限があり，他者に用事を頼む場合も多いので，コミュニケーション障害は生活の質を低下させる．周囲の助けにより多くの活動が可能である青年を描いた映画「こんな夜更けにバナナかよ」では，主人公は発話による意思伝達が可能であることでやりたい活動と交流を成し遂げている．

2）補完する必要性

病状(身体運動障害，発話異常)は，原因疾患とその経過に依存する．脳卒中や炎症性の神経筋疾患は，急性の発病と回復傾向をとる．急性期に発声や構音が難しい場合に，代替のコミュニケーション手段が求められる．一方，神経筋疾患は，慢性の発病と進行性の経過を取ることがある．重度の障害を有する場合は改善が難しく，運動障害が進行する場合には，代替のコミュニケーション手段を考えておく[1)4)5)]．いずれの場合でも，中等度から重度の構音障害で発話だけでの伝達が難しい場合には，どのステージにおいても，意思伝達のためのコミュニケーション手段を提供しておきたい．

コミュニケーションとその本質

1．コミュニケーション

広辞苑では，コミュニケーションを「社会生活を営む人間の間で行う知覚・感情・思考の伝達．言語・記号，その他聴覚・視覚に訴える各種のものを媒介とする．」と定義している[6]．それは発信者(話者)と受信者(聴者)の相互方向で行われる行為で，言語・記号や他の手段で，感じたこと(例：暑い，眩しい，いい香り)，気持ち(例：愉快だ，不安だ)，情報や考え・意見(例：5時に上野駅の銀座線改札口で待ち合わせることにしよう，香港の政治は先行き不透明だ)を表明する，あるいは伝えるものである．

2．話し言葉と書き言葉

言葉には，話し言葉(音声言語：spoken language)と書き言葉(文字言語：writing)がある．音声言語が第一で文字言語は第二であるのは，次の理由による：① 文字言語は遅れて発達したものである，② 文字言語がない言語もある，③ 文字言語は教わるものだが音声言語は習わなくても習得できる[7]．

音声言語・発話は，概念化されたメッセージが言語化(語彙辞書・文法規則・音韻配列)され，物理的な音響信号として出力(符号化)されたものである[8]．一方，文字言語は発話を文字化するという2つの段階を経て出力されるもので，文字言語

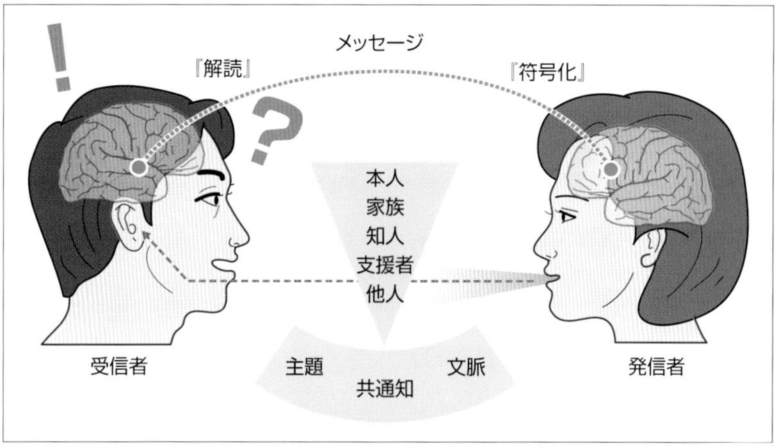

図 1. 発信者と受信者のコミュニケーション

は音声言語よりも正確であるというのは誤った認識である[7].

3．言語性と非言語性のコミュニケーション

コミュニケーションの手段には，バーバル(言語性)とノンバーバル(非言語性)がある．発話や文字情報は，言語性である．一方，性別・年齢や人種を示す身体(human body)，身体位置や動き(kinetics／ジェスチャー，しぐさ，表情など)，視線(eye contact)，傍言語(para-languge／声音などの言葉に付随する情報)，沈黙(silence)，空間的距離，時間，個人・環境の色合いは，非言語性である．言語性の手段(文字)では視覚，非言語性の手段を扱う場合にはあらゆる感覚が，受信者に要求される[9].

非言語性のコミュニケーション手段は，通常は発話に付随し，それを補完する．社会的メッセージは，2者間では35%が言語性，つまり言葉以外で主に伝えられているという知見もあり，場面によっては発話を超えてメッセージを伝えるものである．非言語性の手段は，その多くが個人の環境・文化圏内に存在して，知らず知らずに学習するものである．

4．発信者と受信者の相互関与(図1)

コミュニケーションは，発信者と受信者が共同で成立させるものである．発信者は，メッセージを発話や他の手段で表出する．その信号を受信者は「解読」することになる．メッセージの伝わりには，表出される信号の品質だけではなく，文脈(コンテクスト)，共有する知識・経験，主題の提示と認識，が重要である．コミュニケーションの成立は，あたかも両者の大脳が無線で通じているかのようである．

5．音響信号以外の要素

音声言語コミュニケーションでは，音響信号の生成と知覚が長年注目されてきた．実際には，文から語を取り出すと了解度は低く，発話の一部を咳音で埋めても気づかない(知覚の修復)．発話に付随する部分に着目して音声言語理解を探る必要性が指摘されている[10]．音声言語理解には，以下の受信者の非音響要因がかかわっている：聴力や認知・言語能力，発話・話者の親密性(方言，旧知の話者，先行する発話，話者の性差，第二言語話者)，視覚的手がかり(情報の補完，融合：McGurk効果)，言語学的知識(前後音や先行・後続の語句から語の推定，トップダウン処理による聞き誤り連鎖)，音声言語の統計処理(順次処理しての語彙予測)．

6．日常と非日常のコミュニケーション

日常のやりとりで相手に思いや情報を伝える手段として，便利で良く使われるのが話し言葉である．メールやFAXなどの手段で文字・イラストの情報を伝えることもあるが，日常のやりとりでは補助的である(特に対面)．電話でのやりとりは，音声言語の精度が重要となるため，話題の了解と共有する知識が聞き誤りを防ぐために欠かせない．

日常的な生活のことや仕事上の説明など，情報の伝達には，デジタル通信機器を用いた方法が，補完的に使われている．ただし，内容のニュアンスや留意点などは，発話での伝達が主である．非日常の旅先での切符・宿泊先の手配，行き方や旨い店などの問いかけ，他者との交流など，ある程度のコミュニケーション能力は欠かせない．体調の急変や車の故障・事故など，緊急の連絡は命にかかわるので，最低限度の伝達能力は持たせておきたい．

AAC の定義と原則・分類

1．定　義

拡大代替コミュニケーション(augmentative alternative communication；AAC)システムは，重症のコミュニケーション障害を有する人たちがコミュニケーション能力を高めるために用いる統合的な手段である．拡大とは発話の補助手段を，代替とは他の方法での補完手段を指す[11)12)]．AAC システムの発展は，支援技術と情報通信技術(ICT)の進歩に支えられている．

2．原　則

AAC システムを選択・適合する際の原則を以下に記す[12)]．

1）いま欲しい・必要だという基本的欲求だけでなく，他者への情報伝達，社会的接近，社会的エチケット(挨拶・礼節)により「対人関係」を築き維持し発展させる．

2）自然発話は効率的で言語的に柔軟なものであり，これを基本モードとする．

3）マルチモード，発話以外にも使える手段を総動員してコミュニケーションを行う．

4）コミュニケーション・モードを切り替えることを学習しなければならない．

3．手段と分類

本人の持っている身体・精神能力(capability)により，選択できる手段が異なる．AAC 選択のための３つの問いを示す[13)]：① どんなメッセージを伝えるのか？(相手の気を引く，緊急事態を伝える，基本的要求を依頼する，新たなメッセージ，長くて複雑なメッセージ)，② どんな相手に伝えるのか？(未知の他人，集団，電話，相手に難聴がある・視覚障がいがある)，③ どんな環境で伝えるのか？(車イス，ベッド上，アウトドア，仕事場)．

1）発話や発声(vocalization)

主なコミュニケーション手段である．小さな声で相手に届かない場合に，拡声装置で補償する必要がある．

2）ジェスチャーやサイン・手話

身ぶり記号を用いて，意思表示やメッセージを表現するのは日常でも行われている．

3）エイド(支援機器)

機器を用いないノーテク，アクセス可能なローテク・ライトテク，センサ入力と処理・出力機器を用いたハイテクがある．

4．AAC の導入と適合(図 2)

Dysarthria 話者の音声言語評価を行い，現時点と将来の見通しで発声・発話困難がある場合に，AAC システムの導入と適合が選択される．意識障害・覚醒，認知・言語能力，発声・構音，精神機能(知能，情動)，身体運動機能(手指・上肢，姿勢，顔面)を評価し，疾患・病状の自然経過を勘案して，導入時期や適合システムを考える．病状が変化した際には，再評価を行う．

AAC 導入にあたり，本人のコミュニケーション能力，活動参加機会とコミュニケーション・ニーズ，AAC 活用能力の３項目を評価する[14)]．ゴール設定は，今すぐ使える「今日の AAC」と将来を見越した「明日の AAC」の２段構えで行う．AAC の適合では，記号，形態，行動計画，入出力技術を選択する．AAC の実用化に向けて，日々の実践とモニタリングが必要となる．「失敗が少なく，効率的で，疲れない」が効果判定の３条件である．問題があれば，早急に適合の見直しを行う．

補助的手段と支援機器

持ち前の能力で「話す」「相手に伝える」ことが難しい場合に，補助的手段や支援機器を提供す

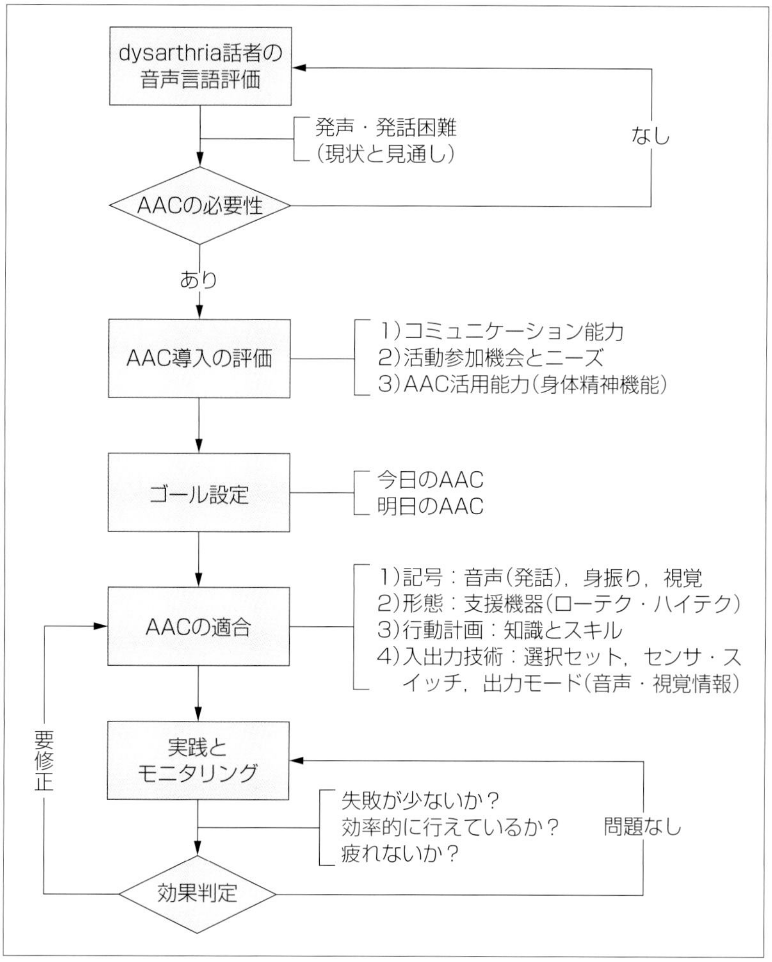

図 2.
AAC 導入・適合のための流れ図

る．人間と支援技術が相互に結びつき，本人の求める活動への参加が達成される．以下に，補助的手段や機器を示す[12)14)15)](図 3)．

1．ノーテク・ローテク

1）筆　談

メモ帳と鉛筆・ペンがあればできる．メッセージを言語表出する能力，利き手の上肢・手指の運動機能，体幹も含めた姿勢保持が条件となる．ペンを持つこと・操作することの困難があれば，それを可能とするスプリントを製作する．言語障害・失語症の存在があれば，他の手段を考える．

2）消せるボード

電池を使った安価なボードに付属のペンでメッセージを書くことができる．公共交通機関の窓口にも設置されている．手が使えて，文字を書くことができる場合に，簡便に使える．

3）文字盤

仮名・カタカナの文字を配列したボードで，指差しで言葉を綴る．始まりの文字を提示することで発話された語句が了解できるという補助手段ともなる．眼球運動が保たれている場合に，視線を合わせた文字を相手が読み取る方法もある．

4）コミュニケーションノート・ボード

本人が伝えたい内容を文字やイラスト(サインやピクトグラム)にしてノートに整理しておき，本人が指差すことで相手に伝えるもので，コミュニケーション・ノートと呼ばれている．一般化されたコミュニケーション・ボードは医療機関で活用されており，他言語対応版も入手できる(patientprovider communication. org)．話せない言語でのやりとりに，旅先で使える冊子が市販されており，参考になる[16)]．

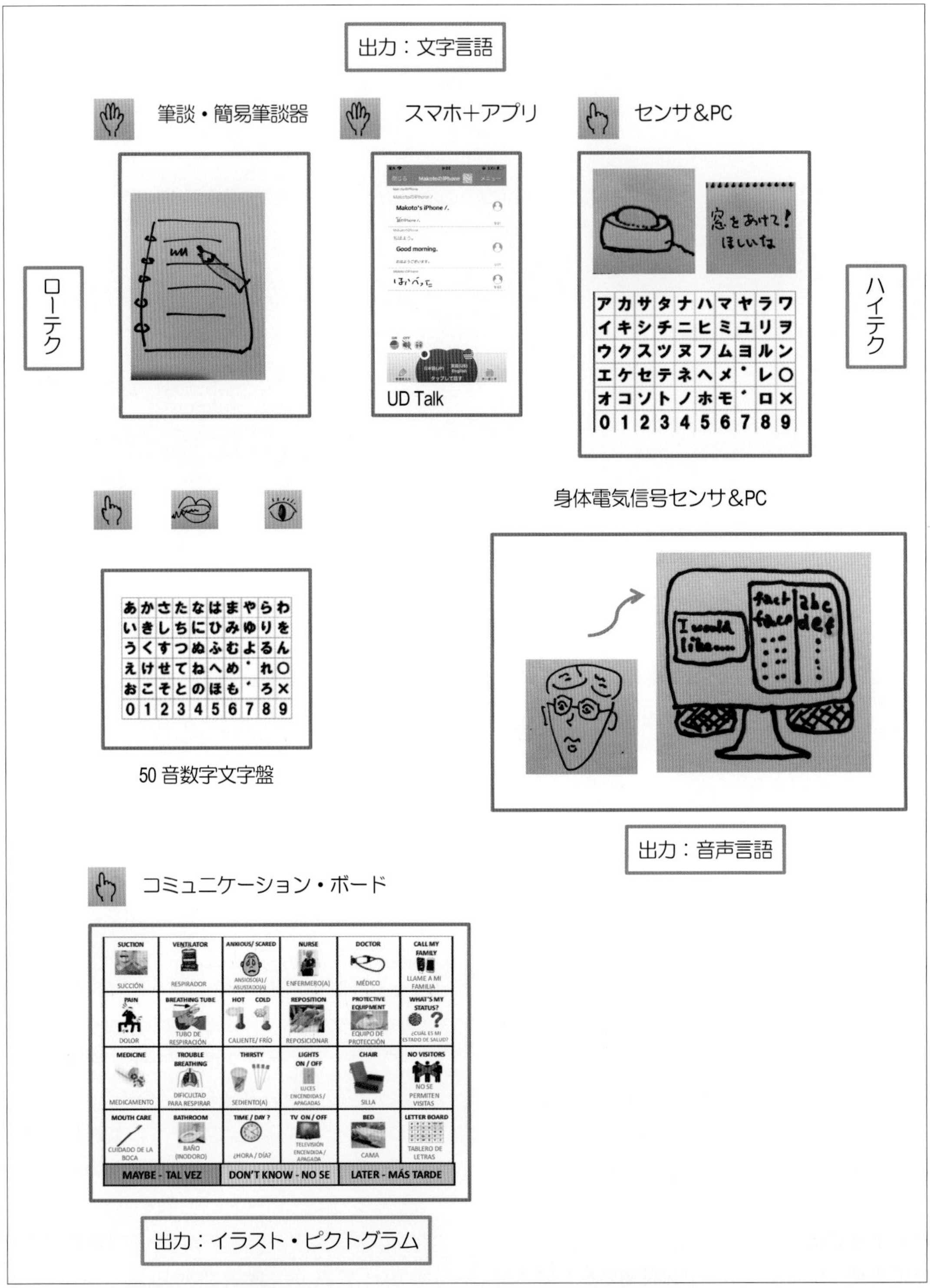

図 3. AAC に用いられる補助的手段と支援機器

5）拡声装置

マイクと音響アンプ・スピーカで小さな声を増幅する機器がある．洗濯機用のホースを用いた伝声管も雑音を遮断できるので便利である．

2．ハイテク

入力部のセンサ，処理と文字化・音声化のプログラムにより，構成された機器である．運用にあたり，適合の評価と調整を行う必要がある．

1）センサ

イメージング(視線追跡，頭部端子)，(電子)機械的(キーボード，スイッチ)，接触(タッチ・スクリーン)，呼吸発動(マイクロホン，圧センサ)，脳・コンピュータ(電極埋め込み，脳波)[17]．

2）入力画面

文字一覧と逐一・走査選択，選択語句・ピクトグラムなどを設定する．

3）文字化出力

入力された情報をもとによく使われる語句が優先的に出せる．

4）音声化出力

合成音声(男性・女性のピッチ)あるいは本人の音声での再生ができる．

Brain-Computer Interface(BCI)の進歩により，皮質運動野の電気信号を符号化して文字を手書きする運動を実時間でかなり正確に捉えることが可能となった[18]．今後，運動麻痺に伴うコミュニケーション障害に活用できる技術が臨床現場で使えることが期待される．

コミュニケーション支援の留意点

1．チームに提案し共有することで実用化を目指す

コミュニケーションを主に評価する言語聴覚士(ST)が，本人と家族，主治医と協議のうえ，AACシステムを提案する．その導入と適合，実用化には，話し相手(パートナー)，患者にかかわる医療者(医師，看護師，リハビリテーション・スタッフ)，ソーシャルワーカー，技術者が参画するチームの協力が欠かせない[14]．神経筋疾患の場合には，疾患別の評価スケール(ICARS，ALSFRS，UPDRSなど)を用いることで，身体面と発話・言語面の状態を共有できる[19]．

2．AACの適合と実践には本人の前向きな気持ちが必要となる

話すことで相手に通じないというのは，本人の自信をなくさせるものである．発話をベースに補完する方法も含め，いかなる手段でも成功する機会を持たせることが第一歩となる．恥ずかしがらずに使ってみること，表に出る，他者と交わる中で，前向きな気持ちを引き出していきたい．結果オーライ，話すことを楽しむことができればよい．

3．実用化には本人・相手の工夫と環境の設定が鍵となる

本人と相手への指導，環境の設定が，コミュニケーションの実用性を左右する．

1）本人・話者

相手にメッセージが届いたかをいつも気に留めることができるのが望ましい．相手がわからないと感じたときに，言い直しや言い換え，話の主題(トピックス)を伝えることで，相手の理解は向上する．

2）相　手

話者の構音の誤りとその特徴を知りそれに慣れると，日常会話で文脈があれば，ほぼ了解できる．ただし，話し相手が難聴で言語聴取が困難である場合や，推理力が乏しいと，うまくいかないことがある．AACの活用を本人に促し，やり取りを楽しみたい．実践での工夫を本人と一緒に考えてみるとよい．

3）環　境

静かで，相互が対面でき，注意が乱されない環境を必要とする．騒音が大きな場所や，BGMが大きい飲食店では，言葉の聴き取りは難しい．顔を見て，何を言わんとするかを知るためには，明るい場所を選び対面で話すのがよい．車の運転に集中していて助手席の話者の言葉を聴き取るのは容易ではない[13]．

4．代表例

脳神経疾患を有する人たちのコミュニケーション支援について以下に記す[12]．臨床現場では，ICUや急性期病棟で呼吸困難のため酸素マスクを着用し，発声・構音が難しい患者もおり，AACの活用は幅広い．

1）筋萎縮性側索硬化症（ALS）

進行性の運動ニューロン疾患で，球麻痺型では構音運動困難が早期にみられ，多くの患者で呼吸筋の機能低下による発声困難や呼吸器依存で，AACを必要とする．話速度が半分以下になったらAACの適合となるので，準備をしておきたい．透明の文字盤の向こうで眼で文字を拾いメッセージを出す病院グループのT理事長，最新機器を用いて講演をする地球物理学者のH博士も，AACのユーザーである．

2）脳卒中（stroke）

急性期の意思疎通困難，回復期・慢性期での重度 dysarthria（仮性球麻痺），脳幹損傷（両側橋腹側部）に伴う四肢麻痺と球麻痺による発話不能の閉じ込め症候群では，AACを必要とする．医療機関では，コミュニケーション・ボードでのYes-Noやイラストの選択と反応モードを提供しておきたい．実用的な発話が困難な場合，コミュニケーションを支援する機器や手段を適合する．

3）パーキンソン病

大脳基底核の神経伝達物質（ドパミン）の分泌低下により運動症状と非運動症状を呈する神経難病である．音声の単調さ，表情の乏しさ，俯いた姿勢が，コミュニケーションを阻害する．小声や構音不良が特徴的で，拡声装置や発話を補完する手段を提供する．上肢の振戦が投薬でコントロールできれば，発話に筆談が併用できる．進行すると，認知機能低下をきたし，自発性も乏しくなるので，周囲のサポートが必要である．

5．話すこと・伝えること

1）話すことは生きることである

大脳生理学者の時実利彦は，『私たち人間は，大脳辺縁系の働きの具現である音声と，新皮質系の働きのシンボルであることばを巧みに活用して，人間として「たくましく」，「うまく」，そして「よく」生きてゆこうとしているのである．』（p. 22）[20]と述べている．知・情・意の精神は脳内の思考と言語に宿り，コミュニケーションは人間の本能として，他者とかかわることが，まさに生きている証なのではないだろうか．コミュニケーションの実用性（注文や伝達），社会性（交流），心理面（楽しみ）で，AACが果たす役割は大きい[12]．

2）伝えることは容易ではない

言い誤り（slips of tongue）は，色々な原因で日常会話によく起こる[21]．“She's an ENT.”がE and Tと聴取されるように，聞き誤り（slips of ear）もよくある[22]．「言いまつがい」シリーズで記されているやりとりのように，言い誤りを笑ってしまうことも大切である[23]．映画「男はつらいよ」（第1作）で，寅さんは妹さくらへの思いを打ち明けた博に，所詮は他人であり伝えることが簡単ではないことを喩えて，「俺が芋を食って，お前の尻からプッと屁が出るのか？」と言った．それでも思いを伝えたい，コミュニケーションのキャッチボールは行動を起こす気持ちが大事である[24]．その手助けが臨床現場でも求められている．

文献

1）Duffy R：Motor Speech Disorders. Mosby, 1995. 苅安　誠（監訳），運動性構音障害．医歯薬出版, 2004.

2）福迫陽子，物井寿子，辰巳　格ほか：麻痺性（運動障害性）構音障害の話しことばの特徴―聴覚印象による評価．音声言語医学, **24**：149-164, 1983.

3）苅安　誠：構音障害・言語障害（Speech and Language Disorders）．永井良三（総合編集）：239-241，今日の診断指針（第8版）．医学書院, 2020.

4）Yorkstone KM, Beukelman DR, Bell KR：Clinical Management of Dysarthric Speakers. Pro-Ed, 1998.

5）苅安　誠：神経原性発声発語障害 dysarthria. 医歯薬出版，2017.

Summary 発話・コミュニケーションのモデル，dysarthria の特徴と本質，原因疾患，臨床(評価・鑑別診断とリハビリテーション)が示されている．

6) 新村 出(編)：広辞苑 第7版．岩波書店，2018．

7) Department of Linguistics, Cipollone N, Keiser SH, Vasishth S(eds.)：Language Files—Materials for an introduction to Language and Linguistics, 7th edition. Ohio State University Press, 1998.

8) Levelt WJM：Speaking—From Intention to Articulation. MIT Press, 1989.

9) Vargas MF：Louder than Words—An Introduction to Nonverbal Communication. The Iowa State University Press, 1986.

10) Winn MB：Speech—It's not as acoustics as you think. Acoustics Today, **14**(2)：43-49, 2018.

11) American Speech-Language-Hearing Association(ASHA)：Augmentative and Alternative Communication. https://www.asha.org/practice-portal/professional-issues/augmentative-and-alternative-communication/

12) Ball LJ：Augmentative and alternative communication approaches in adults. Kent RD ed.：110-112, The MIT Encyclopedia of Communication Disorders, MIT Press, 2004.

Summary 拡大・代替コミュニケーションの定義と要件，代表的な疾患(ALS，頭部外傷，脳卒中)での適用が記されている．

13) Yorkstone KM, Miller RM, Strand EA：Management of Speech and Swallowing in Degenerative Diseases, 2nd ed. Pro-ed, 2004.

Summary 神経難病での発話や嚥下の問題と対応が解説され，患者・家族への指導などが付録で提供されている．

14) 知念洋美：総論 AAC の 1W5H．知念洋美(編)：1-37，言語聴覚士のための AAC 入門．協同医書出版，2018．

Summary AAC の定義，適合と実用化についての基本と臨床現場での取り組みが，成人と小児での具体例を含め，記されている．

15) 白坂康俊：運動障害性構音障害に対する代償手段．廣瀬 肇ほか(編)：243-263，言語聴覚士のための運動障害性構音障害学．医歯薬出版，2001．

16) Meader J：The Wordless Travel Book. Ten Speed Press, 1995.

17) Elsahar Y, Hu S, Bouazza-Marouf K, et al：Augmentative and alternative communication (AAC) advances：A review of configurations for individuals with a speech disability. Sensor, **19**(8)：1911, 2019.

18) Willett FR, Avansino DT, Hochberg LR, et al：High-performance brain-to-text communication via imagined handwriting. Nature, **593**：249-254, 2021.

19) 武井麻子，藤田賢一：神経筋疾患に伴う発声発語障害．苅安 誠ほか(編)：224-260，改訂 音声障害．建帛社，2012．

Summary 神経筋疾患の概説，発話評価と臨床スケール，患者に接する際の注意点，AAC の意義と適用が明記されている．

20) 時実利彦：人間であること．岩波書店(岩波新書 G124)，1970．

21) 寺尾 康：言い間違いはどうして起こる？ 岩波書店，2002．

22) Bond ZS：Slips of the Ear—Errors in Perception of Casual Conversation. Academic Press, 1999.

23) 糸井重里：銀の言いまつがい．新潮文庫，2011．

24) 伊藤 守：この気持ち伝えたい．ディスカヴァー・トゥエンティワン，1992．

四季を楽しむ

ビジュアル 嚥下食レシピ

好評

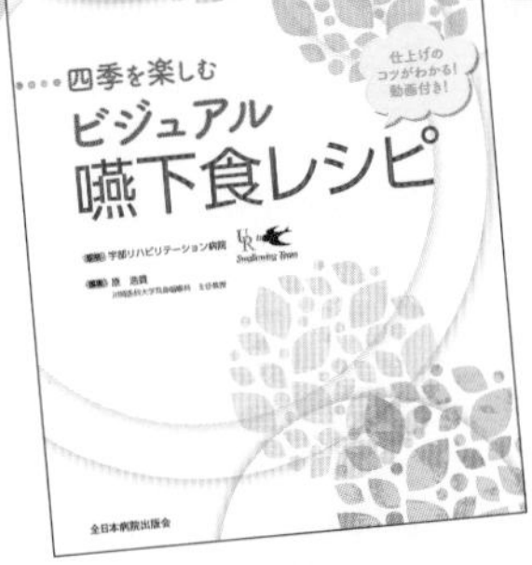

監修・執筆 宇部リハビリテーション病院
田辺のぶか，東　栄治，米村礼子

Swallowing Team

編集 原　浩貴（川崎医科大学耳鼻咽喉科　主任教授）

2019年2月発行　B5判　150頁　定価3,960円（本体3,600円＋税）

見て楽しい、食べて美味しい、四季を代表する22の嚥下食レシピを掲載！
お雑煮からバーベキュー、ビールゼリーまで、イベント食、お祝い食に大活躍！
詳細な写真付きの工程説明と、仕上げのコツがわかる動画で、作り方が見てわかりやすく、嚥下障害の基本的知識も解説された、充実の1冊です。

目次

食べやすさ，栄養，見た目，味を追及したレシピ！

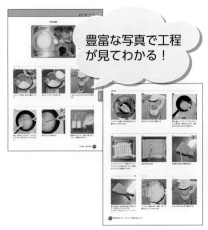

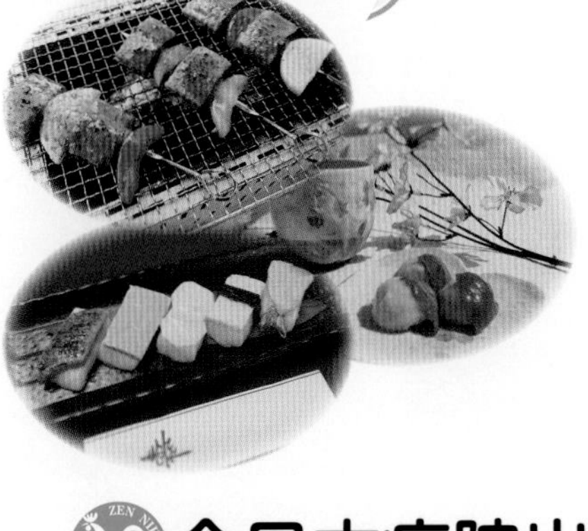

豊富な写真で工程が見てわかる！

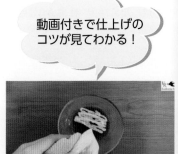

動画付きで仕上げのコツが見てわかる！

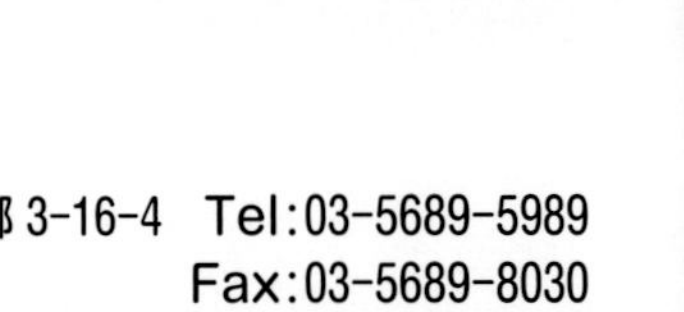

全日本病院出版会
〒113-0033 東京都文京区本郷3-16-4　Tel：03-5689-5989
www.zenniti.com　Fax：03-5689-8030

MB ENT, 265：49-57, 2021

MB ENT

◆特集・耳鼻咽喉科疾患とバリアフリー

発話(吃音)

菊池良和*

Abstract 吃音症は発話時に流暢に話せない障害である．吃音症を診察する医師が陥りやすい問題点として，診察時に思ったほど吃音が顕在化せず，本人の困り感を過小評価しやすい．また，古くから吃音の治療を行ってきた歴史があるが，歴史的な変遷を知ると，豊富な吃音の情報に惑わされないようになる．吃音症におけるバリアは大きく分けて4つある．身近な家族，日中長く過ごす学校，社会の3つの環境のパイプ役を医師が果たせるとよい．最後のバリアは吃音のある本人の自身の考え方・行動である．幼少時からの吃音に伴う無理解・誤解が積み重なった結果，「吃音＝悪い」と思い込み，自分の吃音の考え方・行動を制限する可能性がある．医師は言語聴覚士，教師など多職種とともに，継続して支援することが必要である．

Key words 吃音症(stuttering)，バリアフリー(barrier free)，社交不安症(social anxiety disorder)，親(parent)，学校(school)

はじめに

吃音症(どもり症)は2〜4歳の言語の急速な発達の時期に人口の5％に発症する言語障害といわれてきた．2000年代以降，障害を社会モデルで捉えはじめ，2005年に発達障害者支援法が成立し，吃音も含まれる障害となった．そもそも，発達障害の定義が「低年齢に発症し，原因が脳にある」ということであり，1996年のNatureで報告された吃音者の脳研究[1]以降，吃音の原因は喉頭や舌ではなく，脳にあることが世界の吃音研究者たちの共通認識である．吃音のハンディ(障害)の捉え方は，医学モデルでは言語障害，社会モデルでは発達障害という2面性がある(表1)．

吃音診療ポイント

1．診察時にどもらないことが多い

保護者・吃音のある本人ががっかりする一言は，医師の「軽い吃音ですね」である．表面上の吃音は非常に変化しやすいものである．吃音の相談を受けたことが少ない医師だと，吃音＝「ぼ，ぼ，ぼ，ぼくは，お，お，お，おにぎりが，た，た，たべたいのだ」という語頭は必ずはっきりとした連発性吃音が生じると思っている人もいるであろう．

しかし，吃音は図1に示すように，幼児は音節の繰り返し(ぼ，ぼ，ぼ，ぼくは)や引き伸ばし(ぼーーーくは)が主体だが，学童，成人になるにつれ，見慣れないとわかりづらい難発性吃音(……ぼくは)が中心となっていくのである．

図1でわかることは，幼児の吃音頻度は約2割(連発が主体)，成人の吃音頻度も約2割(難発が主体)となっている[2]．つまり，8割はどもらずに流暢に話している中，2割ほどどもるのである．そのため，少しどもっている程度が普通の吃音児なのである．その初回面接の時に，どもっていても，どもっていなくても，「吃音の相談がある」と親御さんから言われた際は，吃音があることを前提に

* Kikuchi Yoshikazu，〒812-8582 福岡県福岡市東区馬出3-1-1　九州大学病院耳鼻咽喉・頭頸部外科，助教

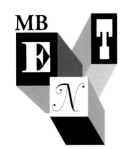

表 1. ハンディ(障害)としての吃音

	医学モデル	社会モデル
法律	身体障害者福祉法	(改正)発達障害者支援法
障害名	言語障害	発達障害
誰の課題？	障害は，個人の身体・知的・精神の機能の障害 ↓ 障害は個人の課題	障害は，社会のバリアにより，生活に制限を受ける状態 ↓ 障害は社会の課題
吃音へのアプローチ	言語療法 (吃音と向き合う)	環境調整 (パイプ役)
手帳	身体障害者福祉手帳 (言語障害)	精神障害者福祉手帳 (発達障害)

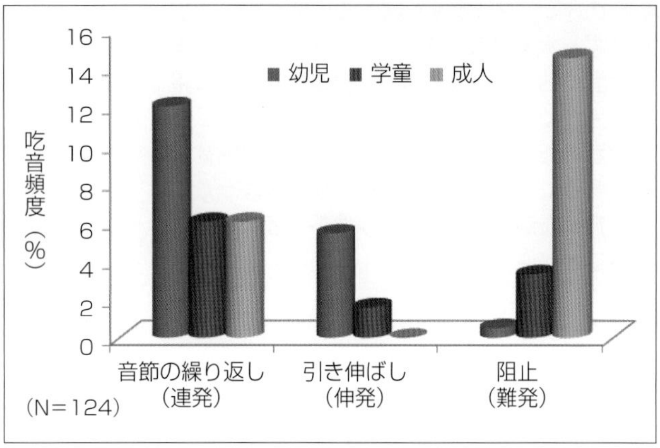

図 1. 年齢と吃音の変化
(文献 2，p.9 より改変)

相談に乗ることがポイントなのである．

幼児や学童の語彙が少ない時期だけではなく，ある程度語彙力が増え，社会人として働いている人の中にも吃音とわからない例がたくさんある．初診時に診察した耳鼻咽喉科医師が，当科で思春期以降の吃音を主訴とした46人中に対して，吃音があると診断できた例は59%であり，41%は吃音とはわからなかった．そのため，約4割の成人は初診の会話ではどもっていないようにみえるのである．

表面に出てくる吃音を問題にするのではなく，内面の「吃音＝悪いこと」がもたらす悪循環(図2)がないかを聞き，回避的な姿勢から社交不安症に陥らないように予防することが必要である．だいたい小学3年生の頃から，どもらないことばを選ぶ言い換えが始まり，小学5年生には，この悪循環に陥っている児童はいるのである．しゃべる場面から逃げないように，「どもっても，落ち込まなくてもいいよ」「きみは悪くない」「きみは一人ではない」という言葉にて，自己肯定感を向上させる試みをしている．

2．歴史的な事実を知る

吃音の歴史的背景を知らないと，「吃音は意識させないように」「吃音になったのは親が悪い」「努力すれば吃音は治る」と間違ったアドバイスをしてしまう．吃音治療の歴史は世界に先駆けて，1903年楽石社という民間矯正所が始めている．楽石社では3週間の集中入所訓練により，呼吸練習(腹式呼吸)，発声練習(ハヘホ法，引き伸ばし法)，精神強化訓練(死をかけても，吃音を全治しなければならぬと決心すること)を行った．その盛況ぶりは，30年間で約2万人もの吃音者が来所している．

その全治の根拠としては，吃音矯正本をどもらずに流暢に言えたら，「全治」という判断をされたのである．決まりきった文章をどもらないようになるには，反復練習によってほとんどの人が可能なのである．決まりきった文章だけどもらなくても，実際の会話でどもってしまうのが，吃音なのである．場面や言語負荷の量が多くなるとどもりだしてしまうのである．

そのため，1966年に創立した成人吃音者団体の言友会《げんゆうかい》は，いくら民間矯正所で訓練しても，3週間の訓練で根本的に治った人は少なく，社会の「吃音は治すべきもの」という偏見に苦しんでいた．そこで，1976年言友会が「吃音者宣言」を発表し，「吃音は治すことは困難であり，治すことに時間を浪費するのではなく，吃音があるがままに自分らしく生き，社会参加しよう」という吃音者

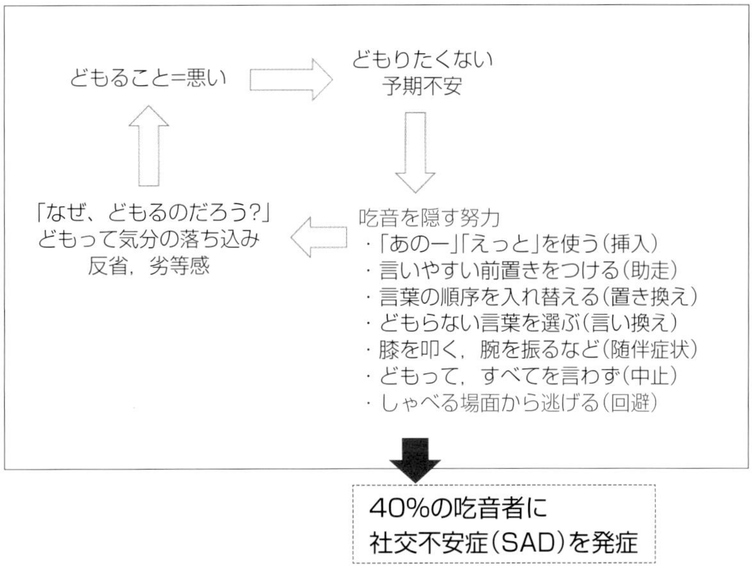

図 2.
「どもることが悪い」が引き起こす悪循環

の権利・人権を宣言した．

小児の吃音に関しても，小学校に言語通級教室（ことばの教室）の併設が本格的になったのは1953年以降である．ことばの教室も当初は吃音治療という方針で行っていたが，やはり小学生に対して吃音治療を行っても，吃音が治ることは少なく，吃音があるがままその子らしく生きることを支えることに変化している．

もう一つ，吃音の原因論として後世に甚大な影響を及ぼしているのは，1940年代にアメリカのジョンソンが発表した診断起因説である．診断起因説とは，「子どもの非流暢性な発話を，親が「吃音」と気づき，本人に意識させることにより，吃音が始まる（環境が100％）」というものである．「吃音は子どもの口から始まらず，親の耳から始まる」ともいわれ，吃音が始まったのは，親のせいである，という親が原因論という話がここから生じているのである．また，「吃音を意識させないように」という言葉も同時に生まれている．

吃音は2～5歳の間に始まるものであり，1歳の「マンマ」「パパ」「でんしゃ」など単語レベルの発話時にどもっている子はいなく，1歳半健診のときにも吃音は発症しない．3歳児健診で「ことばの発達は心配ないですよ」と言われたのにもかかわらず，吃音が発症するのである．しかも，吃音の41％は急に発症することがわかっており[3]，その前に起きたイベントに関連付けられることが多いが，周りの環境要因ではなく，子ども本人の言語の発達過程で生じる体質的要因が大きいことがわかっている．最近の前向き疫学研究では，吃音は急激な言語発達の過程で生じる“byproduct（副産物）”という表現をされている[4]．つまり，育児態度により吃音を発症するのではなく，子どもの言語発達の際に，たまたま発症するものである．筆者は，「頭の回転が速すぎて，口がついてこれなかったのかもしれないですね」とオブラートに説明することもある．

そして，「吃音を意識させたら，吃音が始まる」という根拠はなく，逆に大人が子どもの吃音に触れることをタブーにすると，吃音のからかい・いじめが生じても助けてくれるSOSが親に届かず，子どもの自尊心が低下する．そして，思春期の自己同一性の確立の時期に，自分の話し方は何なのか，と思っても，「吃音」という名前を教えてもらえていなく，20歳をすぎてやっと「自分の話し方は，吃音，というものだったんだ」と知ることができる現状である．

当院では幼少時であっても，診察時に「吃音」という言葉を使い，吃音と向き合う・吃音とうまく付き合っていく方法を考える方針にしている．

3．吃音の受診年齢と専門家の役割

吃音は発症してすぐに病院に受診することは少ない．当院耳鼻咽喉科に吃音が主訴で来院した8年間，460人の内訳を図3に示す．幼児期の相談

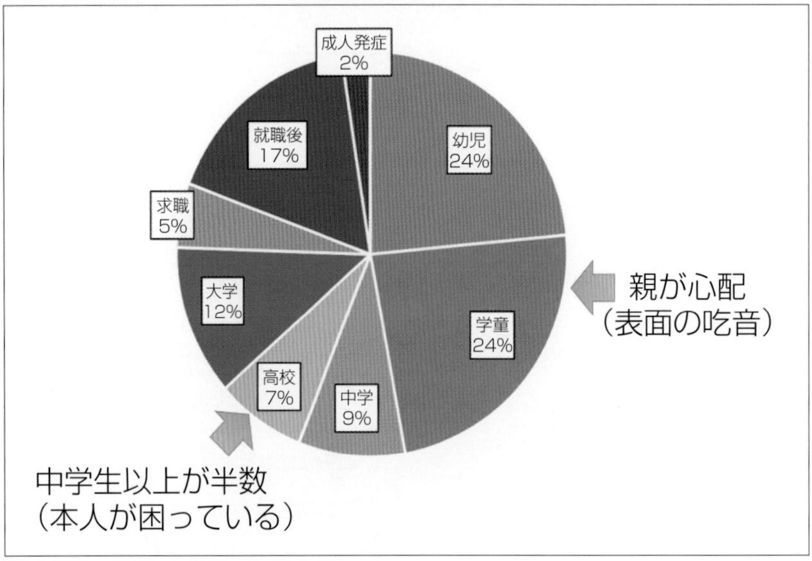

図 3.
8年間の当院吃音外来受診460人の内訳

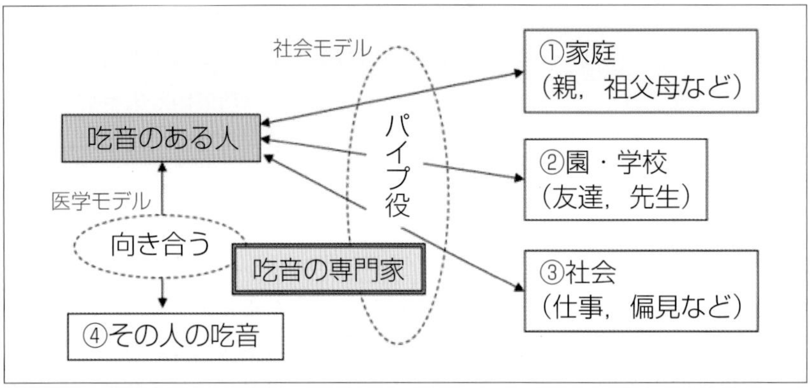

図 4.
吃音の二方向の支援

は24%，学童（小学生）では24%だが，意外にも，中学以上が半数を占め，高校・大学だけではなく，求職中や就職後でも吃音の問題が生じることが特徴なのである．

「吃音を診てもらおうと病院に行こう」というきっかけとなるのは，多様である．「吃音が長く続いている」「吃音を治したい」「小学校に入学する前に診察希望」「学校の先生から病院に行くように言われた」「本人が病院に行きたいと言ったから連れてきた」「中学になり不登校となった」「就職の面接が失敗してばかり」「就職して，社訓が言えない」「電話ができない」「結婚式のスピーチが心配」など．

その多様な訴えに対して，図4に示すように，専門家の役割としては家庭・学校・社会のパイプ役と，本人の吃音と向き合うことの支援を行っている．「はじめに」で記載した吃音のハンディ（障害）は2種類あるので，医学モデル（吃音と向き合う），社会モデル（パイプ役）の2方向のアプローチを考えないといけない．親やきょうだいに吃音を理解してもらえず，誤解を解くこと，本人の気持ちの代弁をすることをしている．学校では，友だちからからかい・いじめが生じた際の対応を本人・先生に伝えることと，先生が吃音を誤解しないように理解を促す．そして，社会に対しては，吃音の偏見・障壁を解消し，社会の一員となれるように支援する．吃音のある本人に対しては，今までの吃音体験から「吃音＝悪いこと，人前ではどもってはいけない」と吃音のある子が思い込むことにより，不登校・ひきこもり・高校中退となり来院することがある．吃音のある子は，介入しないと，40%の割合で社交不安症（対人恐怖症）となってしまうのである．社交不安症は人口の10%といわれるが，吃音者はその4倍の高確率に発症するのである[5]．その社交不安症を予防するために，低年齢からのかかわりが大切であり，早期支援が必要な根拠といえるだろう．吃音診療で一番大切に考えているのは，この「社交性」である．「社交性」を保ち，育てるために，周囲に吃音の理解を促すことが専門家としてできる支援なのである．

専門家の役割

吃音の問題は大きく分けて3つの問題がある．家庭(親，祖父母，きょうだい)で誤解されずどもる子を受け入れてもらえるのか，園・学校(先生，友だち)に受け入れてもらえるのか，最終段階に社会に受け入れて働き，社会参加できるのか，ということである[8]．

1．家庭とのパイプ役

「吃音はそのうち治る」と，つい相談する親御さんに伝えていないでしょうか？

幼児期に始まった吃音は，図5で示すように，男児では発症して3年で62%，女児では発症して3年で79%自然回復するのである[7]．逆にいうと，3年経っても男児は38%治らず，女児は21%治らないのである．先生の「そのうち治る」の一言を親が信じて，思春期になり不登校の問題が生じて，初めて病院に来るケースもある．そのため，吃音の継続フォローは大切であり，家庭で吃音の話題をオープンにすることが子どものSOSを早く察知するために必要である．イギリスのHowellらは，「8歳になっても，吃音がはっきりとある子は，思春期まで吃音が続く」という報告をしている[6]．そのために，小学校2年生になって吃音がある子は，吃音を治ることを祈るのではなく，吃音と向き合うことを考えていかないといけない．

また，母親が子どもの吃音に対して罪悪感を持っていることがあり，「親が悪い」と言われた時代もあったり，インターネットには母親の愛情不足と間違った情報が書いてあることから起因しているのかもしれない．夫や祖父母から，「母親が怒りすぎたから，吃音が始まった」と誤解されているケースもある．だからこそ，「母親は悪くない」と伝えることから，吃音診療を始めるべきである．

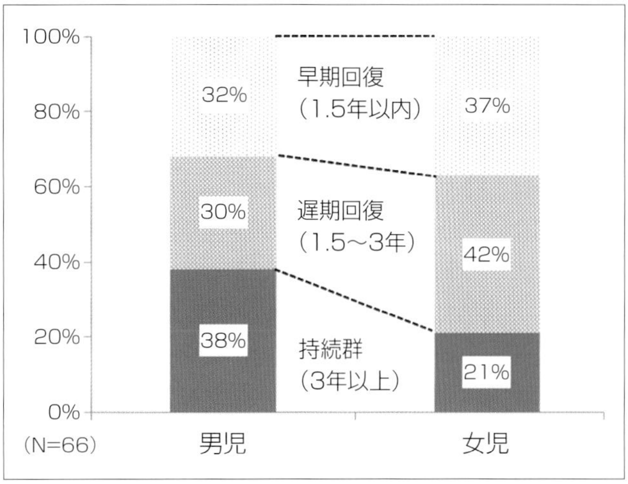

図 5． 吃音の自然回復率
（文献7より）

そして，88%の大人がつい言ってしまう「ゆっくり話して」「深呼吸をしなさい」「落ち着いて」という言葉かけは効果なく，吃音のある人が言われると嫌な思いをする．また，33%の大人が良かれと思って，「どもったら言い直させたり」「ことばの先取りをする」が，これらも吃音のある人には嫌な思いとなる．罪悪感を持つ親ほど，子どもの吃音に対して過干渉となり，子どもが自己肯定感を下げる間違ったかかわり方をしているのである．

2．友だちとのパイプ役

非流暢性(音節の繰り返し)に対してメタ言語意識を調べた研究では，3歳，4歳ではそれぞれ，15%，30%と低かったが，5歳では80%，6歳では100%であった[8]．つまり，周囲の友だちが吃音のある子の話し方が異常である，と理解するのは5歳から始まるのである．臨床的にも，年中である5歳の吃音のある子が，同級生にからかいを受け始めて，受診動機としてつながっているのである．

吃音のからかい・いじめの初期症状は，①真似される，②「なんでそんな話し方するの？」と指摘され，③笑われる，の3つである．この3つを，診察時に子どもに尋ねるべきである．もし，いずれかをされているならば，「誰にされたの？

嬉しかった？」と尋ねるようにしている．たいていは，仲の良い友だちにされているのである．最初は親交のつもりで真似したり，指摘をするが，大人が説明しないと，吃音のある子は受け身のままの状態であることが多く，からかいがエスカレートしていじめとなる．小中学生の吃音のある子の60％は自分が嫌な思いをする吃音のからかい・いじめを受けているのである．

学校生活において，先生の役割は非常に重要である．2013年6月28日に公布された「いじめ防止対策推進法」では，吃音の相談を受ける者，または保護者がからかい・いじめがある事実を把握したら，在籍する学級に相談することで，いじめを防止できると記載している．この法律でのいじめの定義が，吃音のある子が嫌な思いをする行為が相当する．幼少時から真似・指摘・笑いを受け続けた子どもは，嫌なからかい・いじめをされないように大人が動いてくれるとは思ってないことが多い．だからこそ，からかい・いじめの兆候があれば，解決でき，「あなたは悪くないんだよ」と伝え続けていくことが，私たち大人が子どもを守れる支援なのである．

3．園・学校の先生とのパイプ役

先生に渡す配布資料を準備していると，吃音診療が楽に行え，先生の理解向上につながる(図6)．親は自分の子どもに吃音があることを，高校3年生の担任の先生まで伝え続ける必要がある．小学5年生頃から，吃音が以前より目立たなくなると，親は良くなったと安心して吃音に対して積極的に動く人が減っていく．

しかし，残念ながら多くの学校の先生も一般の人と同じように，吃音に対して十分に知識が備わっていない．そのために，吃音のある子がどもっていたら，「そんな話し方をしていると大人になって苦労するぞ」と言ったり，クラスメイトに笑われていても一緒に笑ったり，真似をしてからかう現状がある．難発性吃音を知らないために，答えるのに時間がかかると，「そんな漢字も読めないのか」「早く答えないか」「声が小さい」などといい，子どもの自尊心を傷つけることがあるのである．

小学校の担任の先生は，常に授業が一緒なので，言わなくても吃音があることに気づいていく．しかし，中学生以上は，教科ごとに担当の先生が交代するのである．中学生以上の場合は，音読のある国語，英語，社会の先生に，吃音の配慮を伝えておくことが望ましい．

また，吃音のある子が希望するならば，クラスメイトに吃音のことを伝えるのは先生の役目である．本人がいる場で吃音のあることを説明するのか，本人のいない場で吃音のあることを説明するのか，を本人と保護者と先生の3者で話し合う必要がある．説明する際は，図6のように，先生「○○くんは，ことばを繰り返したり，つまったりすることがあるけど，それを真似したり，からかわないように．もし真似する人がいたら，先生まで教えてね」というふうに伝えて，味方となることで，吃音のある子が自信を持つようになる．

4．社会とのパイプ役

大学まではあまりしゃべらなく，社交性がなくても，学校生活を過ごせるかもしれない．しかし，社会で働く際に，面接を受けないといけない．「どもる自分が悪い．人前ではどもってはいけない」と思い込み，ひきこもっている吃音者にいくら言語療法を行っても，なかなか社会でやっていけない現状がある．そして，社交不安症がうつ病よりも自殺率が高く，社会参加できず吃音を苦に自殺する人がいるのである．

そのため，将来のことを考えて，一番大切にしないといけないのは，幼少時から吃音のある自分が周囲に受け入れられた経験でしか生まれない「社交性(友だちづきあい)」なのである．大人で生じる問題点を考慮しながら，リスクマネジメントをしていく必要がある．

中学・高校と英検を受ける機会があるかもしれないが，2014年から英検の面接試験に吃音症があると発話の面で配慮されることとなった．事前に申し込み時に，医師の診断書や言語聴覚士などの

学校の先生へ

吃音症（どもり）について

吃音(きつおん)は，しゃべることばに連発(ぼ，ぼ，ぼ，ぼくは)，伸発(ぼーーーくは)，難発(……ぼくは)などが起きて，滑らかに発話できないことを指し，100人に1人は吃音があります．2011年に吃音のあるイギリスの王ジョージ6世の映画『英国王のスピーチ』がアカデミー賞を受賞したことで有名になりました．

吃音は，言語発達の盛んな2～4歳頃に発症するもので，原因はまだ特定されていません．吃音の治療法はまだ確立されていないですが，吃音によるいじめなどがなければ，年齢を重ねるにつれ，自然と軽減していくものです．精神的な弱さが吃音の原因と誤解されることがありますが，先生が精神的に強くしようとしても治すことはできません．吃音は最初のことばで発生することがほとんどであり，2人以上で声を合わせること(斉読)や歌では，吃音は消失します．

	連発 (最初のことばを繰り返す)	難発 (最初のことばが出るのに時間かかる)
苦手な場面	本読み，発表，劇，健康観察，日直，号令，自己紹介	
得意な場面	友だちとの会話，得意な話をするとき	
困ること	真似される，笑われる．「なんでそんな話し方なの？」と聞かれる．	「早く言いなさい」とせかされる．答え・漢字がわからない・誤解される．一生懸命話そうとするが声がでない．
先生ができること	①吃音のからかいをやめさせる(少しの真似でも，傷つきます)，クラスで吃音のからかいがあったら報告させる． ②話すのに時間がかかっても待つ． ③話し方のアドバイスをしない(ゆっくり，深呼吸して，落ち着いて，など) →効果がなく，逆にプレッシャーになります． ④本読み，号令などの対応を本人と話す．	

吃音の説明ロールプレイ

先生「○○くんは，ことばを繰り返したり，
　　つまったりすることがあるけど，それを
　　真似したり，からかわないように．
　　もし真似する人がいたら，先生まで教えてね」
児童「なんで真似してはいけないのですか？」
先生「わざとしている訳ではないから」
児童「わかりました」

先生の一言が
非常に効果があり，
子どもは助かります．

図 6.
学校の先生への配布資料

意見書でも可能．少しずつ社会が吃音の合理的配慮を考え始めている．

5．吃音のある子が自分の吃音と向き合う

吃音を矯正，治す時代から，吃音と向き合う時代に変化してきている．年齢を問わず，「ことばを繰り返すことある？」「真似されていない」と吃音の話題をオープンに話す姿を親の前で見せる．親は「子どもに吃音を意識させてはいけない」と誤解していたり，子どもとどう吃音のことを話したらいいのかわからないことが多々ある．

「なんで言えないのだろう」

と，子どもは話しづらいことに気づいていたら，早期から「きつおん」があるから，話しづらいだけだよと伝えている．そうすることで，嫌な記憶を積み重ねる前から，吃音という言葉を知ることができ，吃音のマイナスイメージが形成される前に，自己理解の促進につながるのである．

「なんで，そんな話し方なの？」

と5歳頃になると，周りの子から尋ねられる．わからないから黙っていると，その周りの子から何回も聞かれ，答えないために，そのうち身体的なからかい・いじめが始まる．吃音のある子が自分に自信を持てるためには，自分は悪くないと思う必要があるのである．

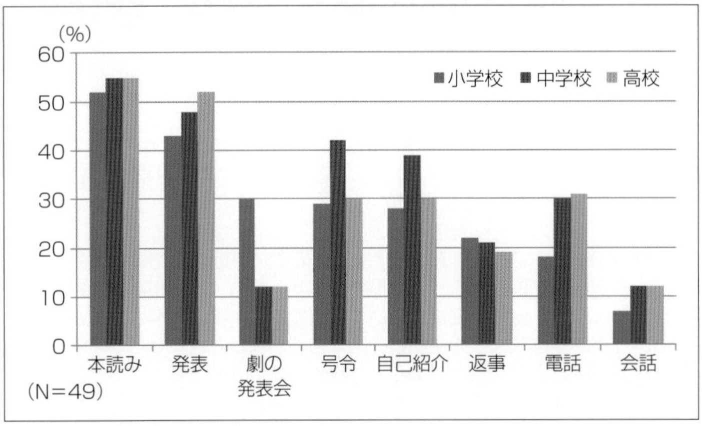

図 7.
学校生活で，教師に配慮・支援を望む事項
（文献 9 より改変）

吃音は言語障害であり，苦手な言葉があるのである．小学校に入学すると，図 7 に示すように，本読み（音読）や発表，劇，自己紹介，号令などの場面に困るのである[9]．診察室で「軽い吃音だから困ってなさそう」ではなく，具体的な困っている場面を聞く必要がある．本読み，発表，劇，号令，自己紹介でも怖さがなく，どもっても発言できていることはよい状態である．

ただ，本読みに対して恐怖心を持っている子はいる．前日から，「明日本読みが当たると思うと，学校に行きたくない」と予期不安の強い子がいる．そして，本読みが終わり，どもってしまったら，「どもってしまった」と反省したり，落ち込むようになる．「今度はどもらないように」と，どもらない工夫を考える．「あのー」「えっと」と挿入を付けたり，言いやすい言葉を前につけたり，苦手な言葉を言いやすい言葉に言い換えたり，どもったら，そこで言うのをやめたり，話す場面から逃げるようになる．話す場面になると，動悸を感じ，赤面，発汗し，手足が震えたりする交感神経亢進状態が生じ，その場から逃げたい気持ちとなる社交不安症を合併する．

話す場面から逃げるのは，簡単なのだけど，逃げ癖がつくと，不登校，ひきこもりにつながっていくリスクが高まってくる．できるだけ，どもっても落ち込まず，日々の園・学校生活を送れるように応援することが，専門家としてできることである．

1999 年に第 1 回言語聴覚士の国家試験が行われ，現在，医療・保健・福祉・教育の各分野で言語聴覚士は働いている．その新しい資格の言語聴覚士は吃音の専門の教育を受けており，吃音の知識を持つのである．吃音の相談に来たのに，「たいしたことない」と医師から言われ，言語聴覚士まで相談が回っていない現状がある．吃音の正しい知識を得るとともに，必要であれば，言語聴覚士まで紹介していただく配慮をお願いしたい．都道府県の言語聴覚士会に問い合わせることにより，吃音の言語療法のできる言語聴覚士を知ることができる．

引用文献

1）Fox PT, Ingham RJ, Ingham JC, et al：A PET study of the neural systems of stuttering. Nature, **382**：158-162, 1996.

2）日本聴能言語士協会講習会実行委員会（著）：コミュニケーション障害の臨床 2．協同医書出版社, 2001.

Summary 幼児は音節の繰り返しや引き伸ばしが主体だが，学童，成人になるにつれ，難発性吃音が中心となっていく．

3）Yairi E, Ambrose N：Early childhood stuttering. Austin：Pro-Ed, Inc 2005.

4）Reilly S, Onslow M, Packman A, et al：Natural history of stuttering to 4 years of age：a prospective community-based study. Pediatrics, **132**(3)：460-467, 2013.

Summary 1,911 例を 8 ヶ月から登録し，4 歳まで前向き研究．吃音の発症に，子どもの性格，母親の精神状態は関係なく，吃音児は言語発達がよかった．

5）Blumgart E, Tran Y, Craig A：Social anxiety disorder in adults who stutter. Depress Anxiety, **27**(7)：687-692, 2010.

Summary 社交不安症は人口の10%といわれるが，吃音者はその4倍の高確率に発症する．
6) Howell P, Davis S：Predicting persistence of and recovery from stuttering by the teenage years based on information gathered at age 8 years. J Dev Behav Pediatr, **32**(3)：196-205, 2011.
7) Ambrose NG, Cox NJ, Yairi E：The genetic basis of persistence and recovery in stuttering. J Speech Lang Hear Res, **40**(3)：567-580, 1997.
Summary 66人の吃音児の後ろ向き研究．男児では発症して3年で62%，女児では発症して3年で79%自然回復した．
8) 伊藤友彦：構音，流暢性に対するメタ言語知識の発達．音声言語医学, **36**：235-241, 1995.
9) 見上昌睦，森永和代：吃音者の学校教育期における吃音の変動と通常の学級の教師に対する配慮・支援の要望．聴覚言語障害, **34**(3)：61-81, 2006.

MB ENT, 265：58-64, 2021

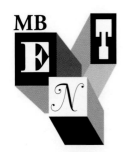

◆特集・耳鼻咽喉科疾患とバリアフリー

音声障害とバリアフリー

佐藤剛史[*1]　香取幸夫[*2]

Abstract　喉頭がんや下咽頭がんなどの治療として喉頭摘出術を行った後や神経筋疾患，気管切開などにより音声を喪失した症例に対し，社会生活へのバリアフリーとして，代替のコミュニケーション手段が重要になる．

声帯以外の音源を使用した発声方法は，代用音声(無喉頭音声)と呼ばれ，電気式人工喉頭，食道発声，シャント発声がある．それぞれの発声方法には長所と短所があり，また患者の構音機能や認知機能，身体の状態など様々な要因を考慮し代用音声の方法を選択する．

音声以外のコミュニケーション手段には，筆談や文字盤などの機器を必要としない方法から，意思伝達装置やタブレット端末などを利用する，機器を利用する方法がある．

音声障害をもつ症例の治療者は，通常音声を代替えするコミュニケーション手段の特徴を理解し，各症例に用い得る複数の方法を提供してQOLの向上を図ることが望まれる．

Key words　喉頭摘出術(total laryngectomy)，代用音声／無喉頭音声(alaryngeal voice)，拡大代替コミュニケーション(augumentatived and alternative communication；AAC)

はじめに

社会生活をおくるうえで,「ことば」を使用してコミュニケーションを行うことは不可欠である．何らかの理由でコミュニケーションに制限が生じると，日常生活の様々な場面での意思伝達に支障が生じる．他者との交流機会の減少や，うまく伝わらないもどかしさから交流を避けるようになるなど日常生活活動に影響がでるとともに，それに伴い，心理的側面への悪影響が生じることもあり，QOLの低下につながる．

「ことば」を伝達する方法には，音声を使用する方法と文字やジェスチャーなど音声以外を用いる方法がある．音声による伝達方法は情報伝達の量および速度の面で効率的であり，生活の中で頻用される．この音声によるコミュニケーションには，正常な発声機構，聴覚，中枢における言語理解を必要とする．正常な発声機構においては3つの呼吸と喉頭運動の協調，すなわち①発声に適切な呼気が肺から喉頭に流入すること，②発声時に両側声帯が内転し声門が適度に閉鎖すること，③声門閉鎖の状態で呼気が動力源となり声帯振動が生じることで喉頭原音が生成される．この喉頭原音は声道(咽頭，口腔，鼻腔)を通る際に，共鳴や構音操作により音声へと変換され,「ことば」の情報として口唇から外界へ放出される．

このうち本稿では，音声のもとになる喉頭原音の生成障害に対する対処方法(バリアフリー)に関して述べる．「ことば」に変換する共鳴・構音操作の障害,「ことば」を受容・理解する聴覚や言語理解の障害に関しては他の稿を参照されたい．

様々な疾病により，喉頭原音の生成が障害されると，音声によるコミュニケーションを行うことが困難となる．喉頭がんや下咽頭がんなどで喉頭を摘出した場合，音声生成となる喉頭(声帯)が喪失するため，喉頭原音を用いた音声コミュニケー

*1 Sato Takeshi，〒980-8574 宮城県仙台市青葉区星陵町1-1　東北大学耳鼻咽喉・頭頸部外科，助手
*2 Katori Yukio，同，教授

表 1. 喉頭摘出後の身体機能の変化

解剖学的変化	機能的な変化	生活面の変化
呼吸路と嚥下路の分離 永久気管孔での呼吸 声帯の喪失	誤嚥をしなくなる 鼻呼吸機能の喪失 気道の加湿・加温の機能低下 発声機能の喪失 喉頭括約機能の喪失	痰がふえる 匂いがわからなくなる 味がわかりにくくなる 声帯音源によるコミュニケーションが不可能となる 湯船につかれなくなる 息むことが困難になる 重い荷物がもちにくくなる

ションは不可能となる．上気道狭窄への対応や長期の人工呼吸の際に行われる気管切開でも，カニューレの種類により呼気が声門方向に流れなくなるため，一時的に音声の使用ができなくなる．ただしこの場合は，スピーチカニューレへの変更などで音声生成は可能となることがある．また，一部の神経筋疾患では，病状の進行により，人工呼吸器の使用や呼吸機能の低下など呼吸機能の問題や構音機能の問題により音声によるコミュニケーションが不可能となる．

以上のように様々な原因により音声によるコミュニケーションが行えなくなることがあり，何らかの手段により，コミュニケーション手段を確保することが必要となる．本稿では，喉頭摘出後の身体機能の変化と日常生活への影響，音声機能の喪失とその代償方法としての代用音声について解説する．加えて音声以外の方法によるコミュニケーションの補償について解説する．

喉頭摘出後の身体機能の変化

喉頭には呼吸，嚥下時の下気道の保護，発声の3つの重要な機能がある[1]．甲状軟骨中央に位置する声帯は，呼吸時には中間位や開大位にあり声帯間の声門を常に開けている．嚥下時には正中位に位置して声門を閉鎖し，食塊の下気道への侵入を防ぎ，さらに食塊が喉頭から下気道に侵入する際には咳反射を起こして咽頭側に食塊を排出する．発声時にも声帯は正中位に位置し，呼気と声帯の弾力性により喉頭原音をつくる重要な役割を果たしている．

喉頭がん，下咽頭がん，頸部食道がんの根治手術や，重度誤嚥に対する誤嚥防止術において喉頭摘出術が行われる．喉頭摘出後には喉頭の本来の3つの機能のうち，呼吸に関しては頸部の前下方で気管断端と皮膚が縫合され，体外と下気道を直接結ぶ永久気管孔が作成される．嚥下に関しては喉頭切除後の咽頭粘膜欠損部が縫合閉鎖され，誤嚥を生じない咽頭管が作成される．音声に関しては原音を生成する声帯が失われる．

喉頭摘出後の機能変化や日常生活への影響を表1に示す．呼吸は永久気管孔を通して行われるため，鼻腔や咽頭を呼気が通過しなくなり，除塵や加湿機能が失われる．また，鼻呼吸が困難となることから，嗅素が嗅上皮に到達し難くなり，嗅覚が低下する．さらに，声門がなくなり同部の閉鎖ができなくなることから喉頭括約機能が失われ，息むことができなくなる問題が生じる．

喉頭摘出後の音声喪失への対応

喉頭摘出術により，音声生成において音源の役割をする声帯が喪失することで，喉頭音源による音声コミュニケーションは不可能となる．

コミュニケーション手段を補償するために，声帯以外の音源を使用した代用音声，すなわち無喉頭音声の習得や，筆談，コミュニケーションノートなどの音声以外の方法によるコミュニケーション手段の確立が必要となる．

代用音声には，振動源を機器に求める方法と，振動源を自家組織に求める方法がある[2]．前者は振動源を機器により生成し，声道に振動を伝達し音声を生成する方法であり，笛式人工喉頭や電気式人工喉頭がある．現在は電気式人工喉頭が広く使われている．一方，後者には食道発声や気管食道瘻による音声(シャント発声)があり，食道発声は飲み込んで食道に取り込んだ気流を，シャント発声は呼気を気管からシャントを通して食道に送

表 2. 代用音声の特徴

	電気式人工喉頭	食道発声	シャント発声
音源	振動板	新声門	新声門
原動力	電気(電池)	口食道に取り込んだ空気	肺からの呼気
振動の伝播	頸部から咽頭腔へ	新声門から咽頭腔	新声門から咽頭腔
音質	機械的	粗糙性	粗糙性
大きさ	大きくできる	限界あり	限界あり
持続性	あり	短い	あり
抑揚	単調で平板 抑揚がつく機種もある	ある程度可能 個人差あり	ある程度可能 個人差あり
習得	短期間で習得可能	長期間かかる 習得困難な場合も	短期間で習得可能
手の使用	必要	なし	多くは必要 専用のバルブを使用することで発声時に手を使用する必要がなくなる
費用	購入時に必要 身体障害者手帳の助成制度の対象	費用負担なし	購入時以外にも定期的に必要 身体障害者手帳の補助制度の対象

(文献 3, p. 91-表 1 より一部抜粋し改変)

表 3. 代用音声の長所と短所

	電気式人工喉頭	食道発声	シャント発声
長所	・習得が短期間で可能 ・購入時に公的な補助がある	・明瞭度が高く自然度が高い ・とっさに使える ・費用がかからない	・習得が短期間で可能 ・明瞭度が高く自然度が高い ・公的補助の対象
短所	・音質が機械的 ・単調で抑揚に乏しい ・使用時に片手がふさがる ・使用には常に機器が必要で, とっさの時に使えない場合も ・充電が必要	・習得に長期間要する ・習得できない場合もある ・発声持続時間が短い ・声が小さい ・女性の場合, 声が低い	・プロテーゼの定期的交換が必要 ・プロテーゼをに保つために毎日清掃を行う必要がある ・プロテーゼ挿入部分の真菌感染や肉芽形成など ・発声時, 気管孔を塞ぐために片手を使用する ・定期的に費用負担が生じる

(文献 3, p. 91-表 1 より一部抜粋し改変)

る気流を用い, それぞれ下咽頭食道入口部の粘膜を振動させて原音を生成する方法である.

代用音声の特徴

代用音声の特徴を表 2 に, 長所と短所について表 3 に示す[3].

1. 電気式人工喉頭

電池により駆動する振動板を頸部に当て, 経皮的に振動が咽頭に伝わり咽頭粘膜が振動することにより原音が生成される. 専用の機器があれば, 振動の伝播がもっとも良い部位を探しそこに機器を当てるだけで音源が生成されるため, 術後早期から導入可能で比較的容易に習得可能な代用音声である.

機器の用い方で, 前頸部や顎下部に振動板を当てることが多い. 手術操作や放射線治療の影響で組織が硬化して振動がうまく伝播しないことがあり, その場合には頬部に振動板を当てる方法や, 電気喉頭に口腔チューブを接続し, 振動をチューブにより口腔内に伝達して発声する方法がある.

習得が簡便な一方で, 電気式人工喉頭の音質は機械的であり, 抑揚をつけることが困難であり, 単調な発話になることや, 発声に専用の機器が必要なため, 機器が手元にない場合に発声できない, 発声の際に片手が使用できなくなる, といった短所がある.

表 4. 代用音声の適応

	電気式人工喉頭	食道発声	シャント発声
全身状態が不安定	○	×	×
訓練意欲が低い	△	×	×
コミュニケーション意欲が低い	△	×	×
訓練可能期間が短い	○	×	○
構音障害あり	△	△	△
歯牙の欠損や義歯の不適合	△	×	△
頸部の腫脹	△	○	○
気管孔の状態	○	○	×
食道入口部の狭窄や痙攣	○	×	×
高次脳機能障害	△	△	△
上肢の運動障害，手指の巧緻障害	×	○	△※1

○：適応あり，△：ケースバイケース，×：適応なし
一般的な考え方として示す．適応については各症例ごとに詳細な検討が必要
※1：ハンズフリーのバルブを使用できる場合は，手の使用は不要となる
（文献7，p. 171-表5より一部抜粋し改変）

2．食道発声

口腔や鼻腔から頸部食道内に空気を取り込み，それを声道内に逆流させ，下咽頭食道入口部の粘膜(新声門)部分を振動させて原音を生成する方法である．

食道発声の長所は手術的な方法や機器の使用の必要がないため，発声時に両手を使用することが可能であり，とっさの発声も可能である．また，習得さえできれば明瞭度が高く自然度も保たれる．一方，短所は，習得に時間を要することが多く，習得が困難な場合もある[3]．また，咽喉頭食道摘出術を行った症例では，単純喉頭摘出術よりもより習得が難しくなる[4]．また，声量が小さいことや発声持続時間が短いことなどがある．

3．シャント発声

気管と食道の間に瘻孔(シャント)を形成し，肺からの呼気がシャントを介し，食道内に流入させ，新声門を振動させて原音を生成する．

シャントを作成する方法は自家組織で作成する方法[5]とボイスプロテーゼと呼ばれる専用の機器を用いる方法[6]がある．ボイスプロテーゼには様々種類があるが，近年本邦ではPRVOX Vega™(Atos Medical)が用いられている．

シャント発声の長所は，短期間で習得が可能，発話の自然度や明瞭度が高いことである．ボイスプロテーゼを使用する場合，プロテーゼを清潔に保つように毎日のメンテナンスが必要なことや定期的交換が必要になるため，費用的な部分での負担が生じることなどが短所となる．

代用音声の選択

代用音声の選択を考慮する種々の条件を表4に示す[7]．代用音声を選択するにあたり，事前に患者の構音機能の状態や認知機能，上肢機能や聴力の状態(本人，家族)，患者の発話の特徴(話す速さ，声の大きさなど)を把握する必要がある．代用音声の機能は発話過程において音源となる部分を補完することに限られることから，構音機能の障害により発話明瞭度が低下している例では，代用音声を用いても他者とのコミュニケーションが困難になる．そのような場合には，後述する音声以外の伝達方法を検討する必要がある．代用音声の習得には，新たに機器の使用や身体動作を身につける必要があることから，本人の認知機能が重要になる．加えて，電気式人工喉頭やシャント発声では上肢や手指の使用も必要となるため，関連する運動機能の状態が影響する．

代用音声の選択にあたっては，複数の方法(例：電気式人工喉頭とシャント発声)を習得しておくことが好ましい．本人の体調やコミュニケー

ションをとる際の周囲の環境により，習得した代用音声を使い分けることで音声による伝達が円滑になる．また，症例により，筆談など音声以外の方法と代用音声を組み合わせることも検討する．一方で，本人が代用音声の習得や他者とのコミュニケーションをとることに意欲が低い場合には，代用音声の導入が難しいことを理解しておく．

喉頭摘出における補助具の利用

喉頭摘出後に生じた様々な機能変化を補うために様々な補助具を使用することが勧められる．食道発声では，他の代用音声に比べて声の大きさが小さい．声の大きさが不十分でコミュニケーションに支障が出る場合は，携帯型の拡声器などの使用についても検討する．

音声喪失により電話の使用ができなくなることから，ファックス，メール通信の導入や，危険を知らせるためのブザーの導入を検討する．緊急時の対応を記す「緊急カード」の準備をする．

身体機能の変化を補う補助具として，痰の喀出が困難な場合は吸引器を使用し，気管孔保護のためのエプロンやプロテクターを，また気管の加湿のために吸入器を使用することを勧める．さらに嗅覚障害が生じるため，ガス報知器など嗅覚を代償して危険を察知する機器の使用を検討する．

喉頭摘出者を対象とする社会福祉

身体障害者福祉法が定める「音声機能，言語機能又はそしゃく機能の障害」において，無喉頭による音声機能の喪失は，3級の障害に相当する．主治医(指定医)の記入した所定の意見書をもとに居住地の行政による審査が行われ，身体障害者手帳の交付が行われる．手帳の保持により様々な公的な補助を受けることができることから，障害が発症する喉頭摘出術後に，速やかに申請を進めることが好ましい．身体障害者の認定を受けることで，代用音声に関しては，電気式人工喉頭の購入にかかる費用の助成や，シャント発声にかかる諸物品に関しての助成を受けることができる．

加えて，代用音声習得の講習，気管呼吸者の衛生指導を各都道府県の喉頭摘出者団体が行っており，医療者側から患者に居住地の団体に関する情報提供を行うとよい．

喉頭摘出者以外への代用音声の使用

代用音声は主に喉頭摘出後の症例を対象に使用されるが，電気式人工喉頭については，気管切開症例や神経筋疾患症例などの喉頭が残存している症例でも使用経験が報告されている[8)9)]．喉頭は残存しているが人工呼吸器の使用や気管切開などにより，音声によるコミュニケーションが困難な例でも，電気式人工喉頭はコミュニケーション手段としてなりうる可能性がある．

拡大代替コミュニケーション

様々な原因で，音声の獲得や使用によるコミュニケーションに著しい困難を示す人々を対象に，音声以外の手段を他者への伝達の補助手段や代替手段として積極的に利用するアプローチとして，拡大代替コミュニケーション(augumentatived and alternative communication；AAC)がある．AACについて山田は，何らかのハンディキャップによりコミュニケーション障害をもつ人々および将来的にもつと予想される子どもたちが，コミュニケーション障害の解消，改善および能力の獲得および発達促進を目的として，様々な工夫や機器の活用などをしながら行うコミュニケーション行動およびその関連行動とし，単なるコミュニケーション技法だけをさすのではなく，そのような技法が生まれる背景にある概念を含むと解説している[10)]．

コミュニケーションを補償するAACには，筆談や文字盤などの機器を必要としない方法から，意思伝達装置やタブレット端末などにコミュニケーションソフトをインストールし使用する機器を用いる方法があり，以下に代表的な方法を説明する．

1．筆　談

練習の必要がなく，紙と筆記用具があればすぐにでも実施可能なコミュニケーション手段である．文字による内容の伝達は音声よりも時間を要するため，伝達効率が落ちる短所がある一方で，字を書くことができれば用い得るので，使用可能な症例が多い．紙やペンの準備を必要としない電子メモ・パッドの使用も有効である．

2．50音表・文字盤

日本語50音や数字，よく使うことばなどを配列したボードを用い，指差しにより「ことば」を表出する方法である．また，上肢の運動に障害があり，指差しでの反応が困難な場合には，透明なアクリル板で作成した文字盤を用いることで視線や瞬きを活用した方法でコミュニケーションを行うことが可能である．

筆談や文字盤を指差しで使うなどの方法は，比較的簡単な指導で実用的な方法になりうるので，代用音声の習得までのコミュニケーション手段として用いる場合や，何らかの理由で代用音声の習得が困難な場合には，主たるコミュニケーション手段として使用される．

3．意思伝達装置

意思伝達装置は，パーソナルコンピュータに意思伝達機能を有するソフトウェアが組み込まれた専用機器で，ソフトウェアを操作するための各種のスイッチやセンサーと組み合わせて使用することで，自身の意思表出を支援する．

意思伝達機能を有するソフトウェアには，50音文字盤が画面に表示され，そこから文字を選び発話内容を作成する機能があり，音声出力が可能なものある．外部操作スイッチやセンサーには，手指のわずかな動きで反応するものや，まばたきで反応するもの，呼気で反応するものなど様々あり，症例の残存している身体機能を活用し，意思伝達装置を操作できるよう設定する．ALS(筋萎縮性側索硬化症)に代表される神経筋難病により，喉頭原音の減弱に加えて構音機能の低下も認め，音声によるコミュニケーションが困難になった症例がよい適応になる．ALS症例に対しては個々の症例の身体機能の低下に応じて操作スイッチやセンサーを変更し，コミュニケーションが円滑に行えるようにする．

4．タブレット端末，スマートフォン

近年は，タブレット端末やスマートフォンの普及により，それらにコミュニケーション用のアプリケーションをインストールし，コミュニケーション手段として使用することが可能となっている．端末上で通常行っている文字入力の方法で伝達したい内容を入力し，それを音声に変換し，聞き手に伝達する．

「指伝話」(オフィス結アジア)や「トーキングエイド for iPad」(ユープラス)などのソフトウェアが代表的であり，文字入力を音声変換するアプリケーションが多々存在するので，症例に応じて選択するのがよい．

また，タブレット端末とタブレット用のペンを使用し，直接文字を入力する手書き入力機能を活用したアプリケーションも複数存在しており，タブレットの使用などに慣れている症例には導入を検討するとよい．タブレット端末は携帯性にすぐれており，様々なコミュニケーション用のアプリがあることから，今後代替コミュニケーション手段として利用が促進されることが期待される．

代用音声や音声以外の伝達にはそれぞれ長所と短所があり，その特徴を理解したうえで個々の症例にもっとも合ったコミュニケーション方法を複数導入し，QOLの向上につなげていくことがのぞましい．

まとめ

喉頭摘出後の音声機能喪失によるコミュニケーション障害を補償する，代用音声の種類とその特徴について解説した．加えて，音声以外の方法でコミュニケーションを代償する手段について紹介した．音声による意思伝達が困難な，喉頭原音の喪失ないし微弱な患者の治療の参考にしていただきたい．

参考文献

1) 天津睦郎(編), 野村恭也, 小松崎　篤, 本庄巖(総編)：CLIENT21　No. 14 喉頭. 中山書店, 2000.

2) 苅安　誠, 城本　修(編)：改訂 音声障害：199-201. 建帛社, 2012.

3) 熊倉勇美, 今井智子(編)：標準言語聴覚療法 発声発語障害 第2版：90-92. 医学書院, 2015.

4) 神田　亨, 田沼　明, 鬼塚哲郎：術式による食道発声訓練経過の差異—喉頭全摘術後と下咽頭喉頭頸部食道全摘術後との比較. 言語聴覚研究, **5**(3)：152-159, 2008.

Summary　手術術式による食道発声の帰結を検討し, 下咽頭喉頭頸部食道全摘術では喉頭全摘術と比し食道発声の習得が低いことを報告した.

5) 天津睦郎, 松居敏夫, 牧　孝ほか：喉摘後の音声獲得手術. 日耳鼻会報, **80**(8)：779-785, 1977.

6) 寺田友紀：ボイスプロテーゼによる喉頭摘出後の代用音声. 日耳鼻会報, **115**(9)：870-871, 2012.

7) 廣瀬　肇(監)：STのための音声障害診療マニュアル：170-171. インテルナ出版, 2008.

8) 葛西聡子, 玉重詠子, 西澤典子ほか：長期気管切開児への電気式人工喉頭によるアプローチの検討. 音声言語医学, **56**(2)：186-191, 2015.

Summary　長期気管切開の乳幼児に電気式人工喉頭を用いて音声言語の獲得訓練を行い, 獲得された母音が, 発声可能になった時点で音声言語へ移行し得る可能性を示した.

9) 羽飼富士男, 辻　哲也：神経筋疾患(症例74) 電気式人工喉頭例. MB Med Reha, **163**：336-339, 2013.

10) 山田弘幸：AACの定義. 久保健彦(編著)：言語聴覚療法シリーズ16. 改訂AAC：17. 建帛社, 2009.

MB ENT, 265：65-70, 2021

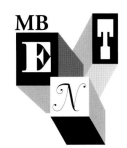

◆特集・耳鼻咽喉科疾患とバリアフリー

嚥下障害

倉智雅子*1　阿志賀大和*2

Abstract　嚥下障害は種々の原因によって生じ，個人の日常生活に様々な影響を及ぼす．低栄養や脱水，誤嚥性肺炎といった医学的問題だけでなく，日常生活動作(ADL)の低下，生活の質(QOL)の低下にもつながる．そのため，医療介護を担う側は医学的な側面-国際生活機能分類(ICF)でいう心身機能や身体構造だけでなく，患者の活動や社会参加にも目を向けることが求められる．食事の機会は家庭内だけでなく，学校，職場，外出先や旅行先など，あらゆる場面が想定される．嚥下障害患者が食事をする場合には，食べやすい食形態で提供されるか，嚥下の際に必要な代償的な手段(姿勢調整や手技)が使えるかなどを考慮しなければならないため，些細なことが介護負担の増大や患者・家族の活動範囲の狭小化につながる．本稿では，各地域において現在展開されている安全な食形態を提供する取り組みを含め，嚥下障害のバリアフリー化について概説する．

Key words　嚥下障害(dysphagia)，医学的問題(medical problem)，日常生活動作(activity of daily living)，生活の質(quality of life)，バリアフリー(barrier-free)

嚥下障害の概要

嚥下／摂食嚥下は，人間にとって生きるための栄養や水分の摂取に不可欠な運動である．加えて，味や見た目，香り，歯ざわり，のど越しといったおいしさを感じる要素が食べる楽しみをもたらし，さらには団欒やコミュニケーションの機会につながる．そのため嚥下障害は，国際生活機能分類(ICF)に基づく患者の身体構造や心身機能のみならず，活動や社会参加に大きな影響を及ぼし[1]，問題は同時並行的に各側面に生じる[2]．また，原因疾患の他に患者の年齢，性別，既往歴，合併症，服薬状況，食の好み，性格，家族や介護者の協力体制など様々な要素が絡み合って，ひとりの患者の全体像が形成される(図1)．嚥下障害のバリアフリー化とは，個々の患者に対して全人的にアプローチする患者中心の臨床にほかならない．

嚥下障害により生じる問題

1．医学的問題

嚥下障害によって十分な栄養と水分を摂取することが困難になると，低栄養や脱水のリスクが高まる．その結果，体力，免疫力の低下，廃用性の機能低下などが生じ，二次的，三次的な問題にも発展する．また，気道と食道の分岐部が構造上狭い空間に位置することから，咽喉頭が呼吸路から嚥下路に切り換わる際には精緻な協調運動が要求される[3]．この運動が何らかの原因により障害されると，飲食物や唾液を誤嚥し，嚥下性(誤嚥性)肺炎を引き起こすリスクが増す[4]．さらに，誤嚥物の大きさや付着性によっては，窒息のリスクも伴うため，嚥下障害は生命維持の観点からも医学的問題に重きが置かれることが多い．

*1 Kurachi Masako，〒286-8686 千葉県成田市公津の杜4-3　国際医療福祉大学成田保健医療学部言語聴覚学科，教授
*2 Ashiga Hirokazu，同，講師

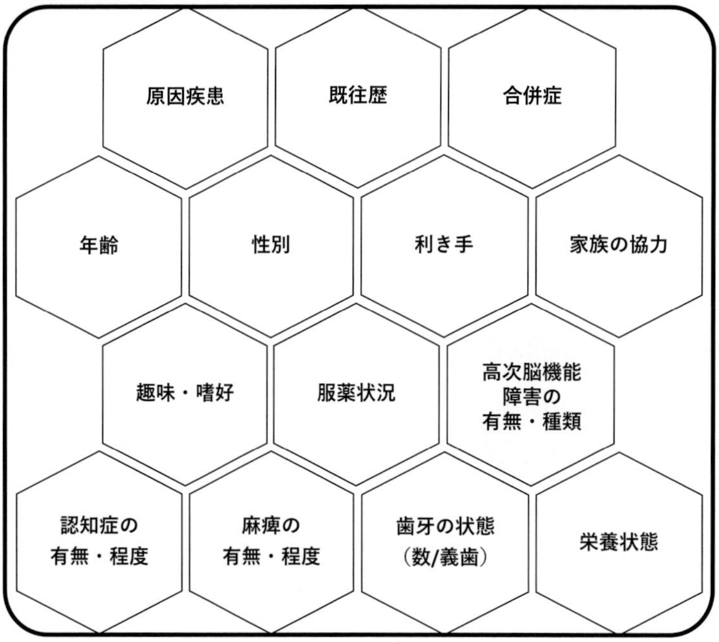

図 1.
嚥下障害患者の全体像を構成する要素
要素の多寡，質，重症度は様々である．各症例の嚥下障害の原因疾患や病態だけでなく，個別因子，環境因子も含めた全人的，患者中心の介入が求められる

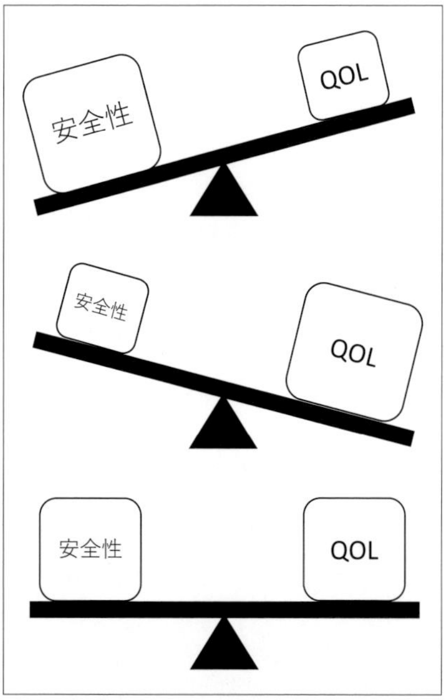

図 2. 安全性と QOL のバランス
安全性と QOL のどちらかに偏りすぎることなく，両者のバランスを考えた視点でアプローチすることが重要．上段は安全性を重視しすぎるあまり QOL を軽んじている状態．中段は QOL を重視しすぎ，安全性をおろそかにしている状態．下段のように，症例に合わせ安全性と QOL のバランスを取れることが理想

2．ADL や QOL の問題

嚥下障害は脳血管疾患，神経筋疾患，加齢などに伴って生じることが多いため，嚥下関連筋のみならず，全身の筋にも麻痺や運動のパフォーマンスの低下が生じる．そのため，嚥下障害を有する症例は，日常生活動作(activity of daily living；ADL)の低下を呈することが珍しくない．そして，ADL の低下はおのずと活動や社会参加の制約へとつながる．また，ADL の評価法である Functional Independence Measure(FIM)では，咀嚼と嚥下が評価対象に含まれていることから[5)6)]，嚥下障害の存在は自動的に ADL の低下を意味することになる．加えて，嚥下障害による臥床期間の延長や活動性の低下はさらなる ADL の低下を招き，悪循環に陥りかねない．

生活の質(quality of life；QOL)に眼を向けると，患者は嚥下障害を有することによって，病前には自由に飲食できていたものを，好きな時に，好きなだけ摂取することが難しくなる．医学的見地からは，安全性を優先する目的で自由な飲食を禁止する判断が下されることは多々あるが，安全性の偏重は嚥下障害患者の QOL を大きく低下させる[7)8)]．そのため，医療介護を担う側には，安全性と QOL のバランスを取ることが求められ(図 2)，医学的な根拠だけでなく，患者・家族の意思を反映したかかわりが肝要となる．

3．嚥下障害で生じるバリア

訪問看護，訪問リハビリテーションが拡充している現在，嚥下障害を有する患者は，病院や施設だけでなく自宅で生活していることも多い．家族と過ごせるという点では在宅患者は恵まれているかもしれないが，病前には家族で同じ食卓を囲み，団欒の機会となっていた食事場面は大きく変わってしまう．患者は家族と同じテーブルにつくことができず，家族は患者に対して気を遣うあまりに，食事の様子を患者に見られないように生活している事例すら存在する．嚥下障害患者自身だけでなく，家族も辛い思いを続けているわけである．このような状況を打破すべく，美味しく安全に食べられる様々な食品の開発・向上に多くの企業が取り組んでいる[9]．本邦では，嚥下機能が低下していても食べることができる食品が市場でも増えてきており，病院[10]や薬局，昨今はコンビニエンスストアでも購入が可能になってきた．しかし，嚥下障害患者は常に家族と同じメニューを食べられるとは限らず，やはり一定のバリアが伴う．

通常，食事は家の中だけで食べるとは限らず，我々は学校や旅行先，外出先など自宅以外で食事をすることは多い．一方，嚥下障害患者が外出先で食事をする場合には，食べやすい食事を提供する店を探すか，嚥下食を購入するか，自分が食べられる食事を持参する必要がある．また，食事をする際に，特定の姿勢や手技を取り入れなければならない場合は，そのような行為が店内で問題にならないかを考えなければならない．

嚥下障害患者に対して，臨床家は誤嚥の防止やより安全で効率的な嚥下策として，「液体にとろみをつける」「食形態をペースト状に調整する」「嚥下時には頭部を片側に回旋させる」「側臥位で食事をする」などの指導をすることが多々ある．しかし，このような手技や手法を取り入れれば取り入れるほど，「当たり前の食べ物」や「普通の食べ方」からは遠ざかり，不自然な食事となる．ましてや，周りで食事をしている他の食事客がいる中での実施となると，躊躇する気持ちも強くなる．つまり，医療従事者や介護提供者が誤嚥などのリスク回避のために嚥下障害患者に推奨していることが，各患者や家族の活動幅を狭小化させてしまうのである．在宅復帰後には，食事を摂取するたびに食形態や姿勢の調整を本人や家族に求めることとなる．たとえ，科学的根拠に基づいた理想的な介入法であっても，実施と継続の可否とともに家族の負担感，患者の活動と社会参加も考慮したうえで導入を検討する必要がある[11]．

最近は，嚥下障害患者が食べやすい料理を提供する飲食店も増加傾向にはあるが，実数は未だ少なく，地域による差も大きい[12]．嚥下障害児を対象にした調査[13]では，自家用車による外出の機会は多い家庭であっても，外食となると，「機会は少ない，ほとんどない，したいができない」といった回答が大半を占める現状が報告されている．外出ができる障害児に外食の機会が限定される理由としては，児の身体的問題だけでなく，受け入れる店側の要因(提供できるメニューや環境面の整備)も大きい．現状では，嚥下障害がある場合は，店で食べられる食事が限定されるだけでなく，食べられる食事を提供している店が限られており，外食におけるバリアは依然として大きい．

バリアフリーを目指した取り組み

1．嚥下食の分類

前述したごとく，嚥下機能の低下が認められる人でも摂取可能な形態の食品や食事を購入／利用できる場所や品目は徐々に増えている．市販の食品やメニューについては各社のカタログやホームページを参照されたい．そのような動きの中で，嚥下障害患者を対象とした食品について，患者や家族，担当者が施設や地域を越えて情報を共有できるよう，共通言語として使用できる食形態の基準や分類が提唱されている[14)~18]．しかし，食形態の分類は複数存在し(表1)，それぞれに用いられている分類名称や物性(食品の硬さ，付着性，凝集性など)が他分類と1対1の対応をするわけではな

表 1． 嚥下食に関する各種の分類

<table>
<tr><td></td><td colspan="5">国内基準</td></tr>
<tr><td>分類名</td><td>日本摂食嚥下リハビリテーション学会嚥下調整食分類 2021[14]</td><td>スマイルケア食品[15]</td><td>嚥下ピラミッド[16]</td><td>ユニバーサルデザインフード[17]</td><td>特別用途食品えん下困難者用食品許可基準[18]</td></tr>
<tr><td>発行者／考案者</td><td>日本摂食嚥下リハビリテーション学会</td><td>農林水産省</td><td>金谷節子</td><td>日本介護食品協議会</td><td>消費者庁</td></tr>
<tr><td>考案年／発表年</td><td>2021</td><td>2014</td><td>2004</td><td>2002</td><td>2009</td></tr>
<tr><td rowspan="10">分類</td><td>嚥下訓練食品 0j</td><td>赤　0：ゼリー状</td><td>L0（開始食）</td><td rowspan="2"></td><td>Ⅰ</td></tr>
<tr><td>嚥下訓練食品 0t</td><td></td><td>L3（とろみ水）</td><td></td></tr>
<tr><td>嚥下調整食 1j</td><td>赤　1：ムース状</td><td>L1・L2</td><td rowspan="3">区分 4　かまなくてよい</td><td>Ⅱ</td></tr>
<tr><td>嚥下調整食 2-1</td><td>赤　2：ペースト状</td><td rowspan="2">L3（嚥下食）</td><td rowspan="2">Ⅱ・Ⅲ</td></tr>
<tr><td>嚥下調整食 2-2</td><td>黄　2：かまなくてよい</td></tr>
<tr><td>嚥下調整食 3</td><td>黄　3：舌でつぶせる</td><td rowspan="4">L4（移行食）</td><td rowspan="2">区分 3　舌でつぶせる</td><td rowspan="5"></td></tr>
<tr><td rowspan="3">嚥下調整食 4</td><td></td></tr>
<tr><td>黄　4：歯ぐきでつぶせる</td><td>区分 2　歯ぐきでつぶせる</td></tr>
<tr><td></td><td>区分 1　容易にかめる（一部）</td></tr>
<tr><td></td><td>黄　5：容易にかめる
青　噛むことに問題ない</td><td>L5（普通食）</td><td></td></tr>
</table>

い．物性の測定値や基準値が必ずしも表示されているわけではなく，基準値の測定方法が異なる場合もあり，実際には業種や領域が異なると情報が共有されにくい．また，食形態の分類は国によっても差があったことから，近年，日本人研究者も加わった国際嚥下食標準化構想（International Dysphagia Diet Standardisation Initiative；IDDSI）の委員会が国際的な共通基準を提唱し[19]，各国で運用が開始されている[20]．IDDSI は日本ではまだ馴染みが薄いが，患者や家族にとって複数の基準は混乱や混同を招く原因にもなるため，今後は国際的な基準との対応を含めた整理が求められるであろう．

2．地域における取り組み

食形態に関して複数の分類が存在すると同時に，施設によっても提供される食形態は多様であり，施設間での統一もなされていない．そのため，患者が転院などにより施設を変わることになると，転院前に提供されていた食形態が転院後には提供されないというケースも生じる．また，退院して自宅に帰った患者自身や家族が嚥下食を購入・調理する際には，食品の物性などを考慮せず，パッケージの写真を手がかりに「これが良さそう」と嚥下食を購入することは想像に難くない．そのような事態を防ぐべく，地域によっては，病院および施設における食事形態の一覧を作成し，施設・地域・職種間の連携を進め，安全な食形態の提供に取り組んでいるところがある[21)22]．ある総合病院では院内に食に関する支援ステーションを設け，専門職のスタッフを常駐させて，来訪者の相談に対応するだけでなく，嚥下食の購入希望者には試食や食具の試用などのサポートを行っている[10]．その他，食のバリアフリー化を目指し，伝統料理，和菓子，お茶，日本酒，食器に至るまで，様々な職種・業種が連携・協力し合い，安全性だけでなく，食べる喜びや楽しみを取り戻す活動[23]をはじめ，重症心身障害児とその家族が同じメニューを食し，味だけでなく見た目にも美しい食事を一緒に食べられる場を設ける活動[24]，嚥下障害に対応した食事を提供している飲食店やテーマパークなどの情報を入手できるウェブサイトの立ち上げなども挙げられる[12]．

国際基準	
International Dysphagia Diet Standardisation Initiative （国際嚥下食標準化構想）：IDDSI[19]	
IDDSI 委員会	
2016（フレームワーク最終版）	
食品	飲料
	0 液体
	1 極薄いとろみ状の飲料
3 液状食品	2 薄いとろみ状の飲料 3 中間のとろみ状の飲料
4 ピューレ状の食品	4 濃いとろみの飲料
5 ミンチ状の食品	
6 やわらかいひと口大の食品 （咀嚼を要する）	
7 常食 （噛み切れる，咀嚼できる）	

一つひとつの取り組みは小さいかもしれないが，外出先での食事が気掛かりとなり，外出を控えていた嚥下障害患者や，食を楽しむことを諦めていた嚥下障害患者にとってはいずれも朗報である．関係者の地道な努力の広がりとつながりによって，嚥下障害患者の QOL は格段に向上することが期待される．現代社会は，ベジタリアンやビーガン，ハラール食，アレルギー対応食など，食に対する配慮が浸透しつつあり，日本も例外ではない．遠からず，嚥下障害に対応した食事の提供が飲食店においても当たり前となる時代が到来することを期待したい．

文　献

1）Donga Y, Zhang CJ, Shi J, et al：Clinical application of ICF key codes to evaluate patients with dysphagia following stroke. Medicine, **95**：1-8, 2016.

2）藤谷順子：摂食嚥下障害の QOL 改善策．静脈経腸栄養, **29**：833-836, 2014.

Summary　摂食嚥下障害の QOL 改善は種々の方面から働きかけることで可能である．また，摂食嚥下障害は社会参加の阻害，家族の不安，介護負担にも影響するため，それらへの対応も求められる．

3）大前由紀雄，西山耕一郎，生井友紀子：実践嚥下内視鏡検査（VE）動画でみる嚥下診療マニュアル：14-25．インテルナ出版, 2011.

4）Langmore SE, Terpenning MS, Schork A, et al：Predictors of Aspiration Pneumonia：How Important Is Dysphagia? Dysphagia, **13**：69-81, 1998.

Summary　誤嚥性肺炎は多因子性の現象であり，単一の因子によって引き起こされることはなく，嚥下障害と誤嚥は必要であるが，それだけが肺炎を発症されるうえでの十分な条件ではないとしている．

5）Heinemann AW, Linacre JM, Wright BD, et al：Relationships between impairment and physical disability as measured by the functional independence measure. Arch Phys Med Rehabil, **74**：566-573, 1993.

6）Linacre JM, Heinemann AW, Wright BD, et al：The structure and stability of the functional independence measure. Arch Phys Med Rahabil, **75**：127-132, 1994.

7）Hong DG, Yoo DH：A comparison of the swallowing function and quality of life by oral intake level in stroke patients with dysphagia. J Phys Ther Sci, **29**：1552-1554, 2017.

Summary　嚥下障害のある脳卒中患者の経口摂取レベルに応じて，嚥下機能と QOL の間に有意な関連性があることがわかり，嚥下機能が改善するにつれて，QOL が高くなる可能性を示唆している．

8）Yi YG, Oh BM, Seo HG, et al：Dysphagia-related quality of life in adults with cerebral palsy on full oral diet without enteral nutrition. Dysphagia, **34**：201-209, 2019.

9）日本介護食品協議会：加盟企業一覧．https://www.udf.jp/outline/members.html（2021.3.14 最終閲覧）

10）梶井友佳，別府　茂，秋元幸平ほか：食の支援ステーションにおける実態調査．日摂食嚥下リハ会誌, **17**(2)：153-163, 2013.

Summary　在宅高齢者に嚥下障害を有する者が多く存在するため，専門職の介入が急務であり，商品を試用・試食でき，説明できる専門家がいることは重要であり，高齢者の生活圏に近い場所に販売場所があることが大切であるとしている.
11) 岡澤仁志, 菊谷　武, 高橋賢晃ほか：在宅要介護高齢者家族の介護負担と食事との関連. 老年歯学, **31**(3)：354-362, 2016.
12) 戸原玄業務主任者：摂食嚥下関連医療資源マップ. https://azumao.maps.arcgis.com/home/webmap/viewer.html?webmap=3bdb7f1ca2254aacafed706d8aaf8a6c (2021.3.14 最終閲覧)
13) 齋藤貴之, 原　豪志, 儀間詩織ほか：地域で暮らしている摂食嚥下障害児の食事状態と外食との関連. 日摂食嚥下リハ会誌, **23**(2)：102-106, 2019.
14) 日本摂食嚥下リハビリテーション学会嚥下調整食委員会：日本摂食嚥下リハビリテーション学会嚥下調整食分類 2021. 日摂食嚥下リハ会誌, **25**(2)：135-149, 2021.
15) 農林水産省ウェブページ：https://www.maff.go.jp/j/shokusan/seizo/kaigo.html (2021.3.16 最終閲覧)
16) 金谷節子：摂食・嚥下障害食の基礎と臨床. 日摂食嚥下リハ会誌, **8**(2)：192-193, 2004.
17) 藤崎　享：ユニバーサルデザインフード. 日食工誌, **55**：78-79, 2008.
18) 消費者庁：別添1特別用途食品の表示許可基準. 消費者庁次長通知, 令和元年9月9日 消食表第296号.
19) Cichero JA, Lam P, Steele CM, et al：Development of international terminology and definitions for texture-modified foods and thickened fluids used in dysphagia management：the IDDSI framework. Dysphagia, **32**：293-314, 2017.
20) IDDSI：IDDSIフレームワーク(最終版)詳細な定義. https://iddsi.org/IDDSI/media/images/Translations/IDDSI_Framework_Descriptors_V1_final_Japanese_March92021.pdf (2021.5.16 最終閲覧)
21) 公益社団法人新潟県栄養士会上越支部：新潟県上越地域版　嚥下調整食一覧施設別ブック. 2019.
22) 嚥下パスポートネット：嚥下パスポート　安全な介護と食生活支援のために. enge-passport.pdf (hriha.jp) (2021.5.16 最終閲覧)
23) 荒金英樹：京都での食を支援する　多職種・地域連携の現状と課題. 難病と在宅ケア, **22**(12)：9-13, 2017.
24) 古野芳毅：ばりあふり～お食事会：摂食嚥下障害に対応したフレンチフルコース食事会. 難病と在宅ケア, **22**(12)：5-8, 2017.

MB ENT, 265：71-78, 2021

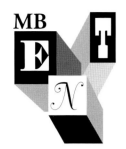

◆特集・耳鼻咽喉科疾患とバリアフリー

聴覚障害者の育ち方・学び方・生き方を巡るバリアフリーとバリアフリー・コンフリクト

大沼直紀*

Abstract 聴覚障害者が言語獲得期の幼小児期から学童期，青年期と成長していく過程で遭遇する様々なバリア(障壁)は，一人ひとりの育ち方・学び方・生き方を巡りコンフリクト(衝突・対立・葛藤)を生じさせる．人工内耳の出現により聴覚か手話かの選択にかかわるコンフリクトも大きい．あるバリアが解消に向かいバリアフリーが成熟すると，そのことにより次の新たなバリアが生起することもある．バリアフリー・コンフリクトが課題である．最近の聴覚障害青年の手話も補聴器も融通無碍に駆使する実態を紹介した．聴覚障害の世界で起きたこの半世紀の時代変化を次のように概括した．1970年代の「早期教育」に向かう時代．1980年代の「聴覚補償」に向かう時代．1990年代の「手話と人工内耳」が並行して幕開けする時代．2000年代の「聴覚補償から情報保障へ」の時代．2010年代の「分化から統合へ」の時代．2020年代の「聴覚障害者の情報・コミュニケーション格差解消」の時代．

Key words バリアフリー(barrier-free)，バリアフリー・コンフリクト(barrier-free conflict)，手話(sign language)，人工内耳(cochlear implant)，聴覚補償(hearing compensation)，情報保障(information accessibility)

バリアとバリアフリーとバリアフリー・コンフリクト

1．言語獲得のバリア

平成7年(1995年)度版の障害者白書で示された障害者にとってのバリア(障壁)は次の4つである．① 物理的バリア(例：車いす使用者にとっての段差)，② 制度的バリア(例：国家資格の欠格条項)，③ 文化・情報面のバリア(例：手話などの情報保障がされてない)，④ 心・意識面のバリア(例：障害者だからと差別的な対応にあう)[1]．

聴覚障害者にとっては3つ目に挙げた文化・情報面のバリアが特に大きな課題である．情報の多くは音声で授受されている現状にあって，音の入力に障害がある聴覚障害者にとっては十分な情報が得られないというバリアが生じるのは必然のことである．情報の受容には言葉が深くかかわるので，日本語であれ手話であれ，言語を既に身につけていることが前提となる．障害者白書の4つの分類では，言語そのものが獲得されていない場合のバリアについては枠外となっているようだ．我々は言語を使って思考し，世界を認識し，他者との意思疎通を行う．乳幼児期から聴覚に障害があると，考える道具としての言葉(内言語機能)と伝達手段としての言葉(コミュニケーション機能)の発達が遅れる．文化・情報のバリアが生じる以前に，そもそも言語が獲得できにくいというバリアがあることが問題である．聴覚障害の領域においては4つのバリアだけではなく「言語獲得のバリアフリー」に目を向ける必要がある．

2．バリアフリーが生み出す新たなバリア

ある一つの障害が問題となり多くの人に意識されるようになると，そのバリアを取り除こうと考える当事者や関係者が努力し「バリアフリー化」

* Ohnuma Naoki，〒305-8520 茨城県つくば市天久保4-3-15　国立大学法人筑波技術大学，名誉教授

が進展する．ところが，特定の問題が解決に向かいバリアフリーが成熟に向かうと，思いがけない「5つ目のバリア」が生まれてくることがある．「バリアフリーが生み出す対立のバリア」である．例えば，視覚障害者にとって“やさしい”環境を整備しようと点字ブロックを歩道や駅のホームなどに十分に敷いたところ，そのデコボコが別の障害者にとっては“やさしくない”環境が増えたと感じられてしまうようなことである．「バリアフリー・コンフリクト」(衝突・対立・葛藤)が生じるのである[2)]．

人工内耳の出現により聴覚障害関係の世界ではさらに新たなコンフリクトが生み出されている．例えば，① 手話か人工内耳かの選択にかかわって，② 人工内耳か補聴器か聴覚補償手段の選択にかかわって，③ 乳幼児期から青年期までの療育・教育機関の選択にかかわって，④ 聴覚障害児の教育方法にかかわって，⑤ 難聴者とろう者が求める情報保障の差異にかかわって，⑥ 多様な専門家の間の連携問題にかかわって，⑦ 国や自治体の難聴対策の課題整理にかかわって，などである．聴覚障害関係の内なるバリアフリー・コンフリクトともいえる課題である．多様化，複雑化が進む現代社会において，バリアフリーとは一方の問題を解決しつつ他方で新たな問題を生み出してしまうという二重性を内在するものなのである．バリアもコンフリクトも全く存在しない社会や人間関係などは決してあり得ない．人間は常に様々なバリアとそれに伴うコンフリクトとともに成長を遂げてきた．これからも多様な領域で科学が進歩し社会環境が変化するなかにあって，聴覚障害児・者もバリアフリー・コンフリクトに賢く対応しながら，育ち，学び，生きていかざるを得ないのである．

聴覚障害の世界で起きたこの半世紀の時代変化

筆者が聴覚障害教育にかかわり始めたのは1965年のことであるから，それ以来半世紀以上が経過した．その50余年を10年刻みで体験的に概括すると，本邦の聴覚障害児・者を取り囲む社会がどのように変化してきたかがわかる．

1．1970年代は「早期教育」に向かう時代

筆者が宮城聾学校に乳幼児教室を開設した時期である．当時から聴覚障害児の発達支援には早期から介入する必要があることが知られていた．国立特殊教育総合研究所(現，特別支援教育総合研究所)が聴覚障害乳幼児の親子を対象として開設したデモンストレーションホームを始めとし，1980年代にかけて日本各地のいくつかの機関により乳幼児相談支援プログラムが展開された．それらの成功した実践に共通した特徴は，例えば母親法，自然法，ホームトレーニング方式などと呼ばれるように，家庭中心指導(family-centered approach)にある．個々の家庭の持つニーズに合った支援とそれを担った教育・療育の専門家の存在が功を奏したのである．聴覚障害児を育てる親の行く手には，子どもの成長過程を通じ様々な事態に遭遇し，選択を迫られ悩む様々なコンフリクトが待ち構えている．多くの親が乳幼児期に巡り合った最初の専門家の助言に救われ，その後の一生を左右するほどの影響を受けている．

2．1980年代は「聴覚補償」に向かう時代

早期教育のプログラム内容として聴覚活用がもっとも重要だという認識が高まり，補聴器の選択とフィッティングに熱心な専門家が増えた時代である．筆者は教育学部の出身であったが，耳鼻科領域と聴覚障害教育領域の両方を学ぶ必要があると考えアメリカに留学した．ワシントン大学医学部附属中央聾研究所(Central Institute for the Deaf；CID)で最新の聴覚学(audiology)を学び，帰国後は国立特殊教育総合研究所難聴教育研究室で全国の聾・難聴教育の担当者との，昭和大学耳鼻科難聴外来では補聴相談の親子との聴覚補償の仕事に携わった．

3．1990年代は「手話と人工内耳」が並行して幕開けする時代

手話と人工内耳のどちらもが隆盛期に向かい始めたのである．聴覚障害教育の場にも両方が受け

入れられるようになるのだが，互いに相容れない状況が続くことになる．かつて，手話が教育の片隅に置かれていた時代があったが，1990 年代には日陰の存在であった手話が堂々と世の中に広まり社会的にも良く知られるようになる．それと同時に，かつて開発試用期には有効性が危ぶまれた人工内耳だったが，急速に実用化が進展し驚くような効果を発揮する症例が増加し始めたのである．人工内耳があれば手話は使わなくてもいい，普通の耳のように聞こえるようになるのだから聾学校を選択する必要はないという医学領域を中心とした主張と，手話が社会的に認められ理解が広まり情報保障の環境がせっかく整ってきたのだから人工内耳による聴覚補償は必要ないとする意見との間でコンフリクトが生じ始めた．

筆者は世界で 3 番目に設立された障害者のための筑波技術短期大学(現在の筑波技術大学)で聾・難聴の青年たちの育ち方・学び方・生き方に接していた．その中で人工内耳による聴覚補償であれ手話による情報保障であれ，一つの方法に限定することによりコンフリクトが起こることに気付くことになる．一人ひとりの聴覚障害者は一生を通じ，その成長段階に応じて多様な聴覚補償と情報保障を取り入れ，その恩恵を受け発達するのであり，専門家は自ら保守する一つの考え方や方法に拘り固執してはいけないと考えるようになった．

4．2000 年代は「聴覚補償から情報保障へ」の時代

“聴覚補償”と“情報保障”は，“補償”と“保障”の読みが同じなので混同されやすいが,「聴覚補償」とは，例えば補聴器や人工内耳を使用する，音声言語を駆使するために聴能や読話力を伸ばすなど，主として聴覚障害当事者が自ら努力して自身の障害を軽減したり改善したりする術を身につけることを指す．一方,「情報保障」とは，例えば手話通訳者や要約筆記者を配置する，会場に補聴援助システムを用意する，音声を文字に代えて提示するなど，主として情報が伝わりやすくするための支援環境を整えることを指す．近年の医療や教育の進歩により聴覚補償の面では一定の成果が得られるようになった．しかしながら，聴覚障害者に必要な情報をしっかり「保障」する面では「補償」に比べ後追いだった感は否めない．聴覚障害者の生活の質を高めるには，その障害を「補償」することだけにとどまらず，伝わりにくい情報を周囲から「保障」することが重要だという認識が高まり，“聴覚補償から情報保障へ”“医学モデルから社会モデルへ”と向かう時代になったのである．筑波技術大学が中心となって「日本聴覚障害学生高等教育支援ネットワーク(PEPNet-Japan)」を設立し，全国各地の大学で学ぶ聴覚障害学生の情報保障の環境改善に向かったのもこの時代である．

5．2010 年代は「分化から統合へ」の時代

視覚障害・聴覚障害・知的障害・肢体不自由・病弱など障害種別毎に分かれていた従来の特殊教育の体制が「特別支援教育」という形で障害領域が分化から統合へと進んだ．聴覚補償と情報保障の面においても同様のことが起こった．補聴器と人工内耳のどちらにするかの選択を強く迫られることがなくなり，人工内耳は補聴器の延長上にあるもの，あるいは補聴器と人工内耳は併用可能なものと認識されるようになった．人工内耳をとるか手話をとるか，かつて崖から飛び降りるような決死の覚悟をしたような選択の迷いは少なくなったのである．人工内耳を装用しながら手話も使う聴覚障害者，あるいは手話が主たるコミュニケーション手段でありながら補聴器・人工内耳を通して音楽を楽しむ青年など，当事者の聴覚補償・情報保障の姿から聴覚補償が分化から統合へ進む様相がみえるようになった．手話も人工内耳もともにその有効性や価値と社会的地位が確立するに伴って互いを分化させ批判的にみることが少なくなり，聴覚活用と視覚活用を統合させて捉えるようになったのである．また，東京大学先端科学技術研究センターのバリアフリー部門には障害を持つ当事者が「当事者研究」という新しいアプローチで問題を解決していく領域が創設された．筆者が設置した「聞こえのバリアフリー研究室」にお

いても，聞こえないことだけに対応するのではなく，聴覚過敏など聞こえすぎる問題や聴覚以外の課題について他の領域と統合した取り組みを始めたのである．また，「合理的配慮」や「バリアフリー・コンフリクト」の概念が理解され，その対応へと向かう時代でもある．

6．2020年代は「聴覚障害者の情報・コミュニケーション格差解消」の時代

聴覚障害をめぐる課題に国を挙げて取り組もうとするいくつかの新しい動きがあった．厚労省と文科省が省庁の壁を越えて共同で立ち上げた「難聴児の早期支援に向けた保健・医療・福祉・教育の連携プロジェクト」である．そして，自民党の医療や福祉に詳しい国会議員を中心に立ち上げられた「難聴対策推進議員連盟」である．当初，設立の契機となったのは，新生児聴覚スクリーニング後の人工内耳による難聴治療などの問題であったが，その後，広く当事者も議論に加わり課題が掘り下げられる経過から，聴覚補償だけではなく手話を含めた情報保障の重要性が認識されていったのである．その結果，政府の「骨太の方針」(経済財政運営と改革の基本方針2019)に難聴対策強化が明文化され，2019年12月末には“Japan Hearing Vision”として，新生児期，小児期，成人期，老年期のライフサイクル別に聴覚障害者に対する総合的支援を目指した提言が公表された．

また，2013年より日本財団がモデルプロジェクトとして開始した「電話リレーサービス」の長い実績をもとに，2020年6月には「聴覚障害者等による電話の利用の円滑化に関する法律」が可決成立した．これにより総務大臣により指定される電話リレーサービス提供機関が設置され，2021年度からは公共インフラとしての提供が開始されることとなった．1876年にグラハム・ベルによって発明された電話機は，その後飛躍的に発展することになる多くの情報機器の基となったのは幸いなことであったが，一方で耳が聞こえる者と聞こえない者との情報・コミュニケーション格差を生んでしまう結果ともなったのである．聴覚障害者にとっての電話は自分たちには縁のない疎ましい存在であったが，電話リレーサービスが普及することにより聴覚障害者の電話使用の文化が健聴者とようやく等価になることが期待される．また，テレビ番組への字幕提示は一定の進展をみせているが，さらに最近はテレビコマーシャルにも字幕を付ける動きがある．日本アドバタイザーズ協会(JAA)，日本広告業協会(JAAA)，日本民間放送連盟(民放連)の3団体で構成する字幕付きCM普及推進協議会が理解・啓発活動をしている．

手話と口話のコンフリクト

聴覚障害をめぐる問題に様々な領域からのアプローチが進んでいる．聴覚障害者のための仕事や問題解決に取り組む気概と熱意ある関係者・組織であるほどに，自らの信念と専門性に自信と拘わりを持つもので，いきおい他領域との連携の必要性を認識しながらも利己的となるきらいがある．古今東西，そこにコンフリクトが生じてきた歴史がある．アヴェロンの野生児を教育し，パリ国立聾唖学校の耳鼻科校医として聴覚障害児の音声言語指導にも尽力したイタール(Jean Marc Gaspard Itard)と，ろう者のための世界初の高等教育機関であるギャローデット大学の創設に導いたギャローデット(Thomas Hopkins Gallaudet)との間で手話・口話論争が始まったのは1800年代である．それ以降も聴覚・口話か手話かのコンフリクトは止むことなく現在も底流で続いている．

そのようなコンフリクトは，言語・コミュニケーションの方法を一つに限定し保守することにより生じている．聴覚の障害をもって生まれた一人の人間の生涯は，一つの聴覚補償・情報保障の方法だけで成長発達するわけではない．だれもが乳幼児期の表情やジェスチャーから始まり，聴能，読話，口話，指文字，文字など多様な方法を身につけ，それらを融通無碍に駆使しながら各々の一生を送るのである．

日本における聴覚補償と情報保障の実態は，若い世代から変化をみせている．聴覚障害者が社会

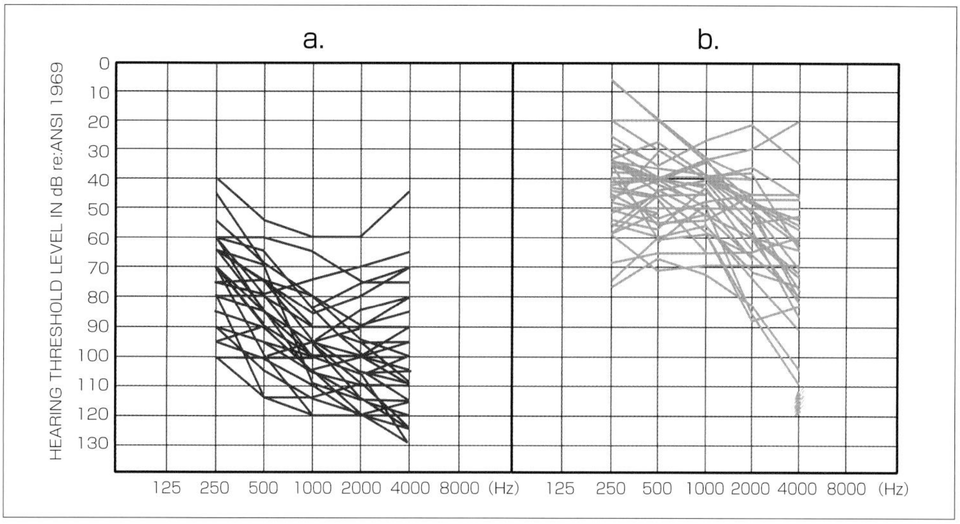

図 1. 聴覚障害学生(筑波技術大学)の裸耳聴力(a)と補聴器装用時の聞こえ(b)
低域に比べ高域の聞こえが十分でないので,「音」は聞こえるが,「言葉」は聞こえにくい

生活をするうえで,聴覚を活用する方法をとるか手話を使う方法をとるか,どちらか一つを選ばなければならないなどという悩みは少なくなり,どちらの恩恵も受けなければもったいない世の中になってきた.手話通訳,要約筆記,文字提示のシステムが進歩し身近になったので音声言語の情報は「言葉を見る」ことで保障される環境が整ってきた.“人工内耳を装着して手話を使う”聴覚障害者がいても不思議ではない時代を迎えている.「音を感じる世界と言葉を見る世界」の両方に自分をうまく適合させた新しいタイプのろう者・難聴者が生まれ育ってきているのである.

聴覚障害青年の聴覚補償の実態

一般に最重度の聴覚障害者の補聴器装用率は,年齢が高くなるにつれて低下するといわれるが,最近の日本の聴覚障害青年にあっては多くが補聴器を装用し,程度の差こそあれ聴覚を活用している.聴覚障害者のための高等教育機関である筑波技術大学の学生の実態がこのことをよく表している.図1は1学年50人の学生の聴力と補聴器装用時の閾値を重ね書きしたものである.1000 Hz 以下の低音域では損失した聴力のほぼ半分の聞こえが補償されていることがわかる.一方,2000 Hz 以上の高音域では損失した聴力の1/3ほどしか聞こえが補償されていない.つまり,補聴器を通して「音」はよく聞こえても,「音声」の聞き分けは期待できない学生が多いのである.それにもかかわらず彼らはなぜ補聴器を手放さないのであろうか.筑波技術大学の聴覚障害系学科に入学した学生に対して,「補聴器は何のために着けるのか」その活用効果について訊ねた結果が図2である.約96%の学生が補聴器を装用し役立てており,そのうちの約半数が「ことばは聞き取れないが,話の流れや音声の有無を知るのに役立てられる」と答えているのである.聴覚活用の目的を,必ずしも音声言語の受聴明瞭度に限っているわけではなく,音声の有無を知るだけであっても補聴器装用の意味があると彼ら自身が認識していることがわかる[3].

聴覚に障害のある青年たちの聴覚補償・情報保障の方法は多様であり,コミュニケーションの相手や取りまく環境の違いなどに応じて,補聴器や人工内耳,読話,手話,文字などが融通無碍に使い分けられ併用されているのである.初めての補聴器を乳幼児期に装用して以来,音の世界を知り,日本語を習得し,その後の学生生活では手話で思いのたけを述べ,IT 機器による書記言語コミュニケーションを駆使するようになった彼らは,聴覚障害者としての自信を持った生き方をしている.自分の好きな音楽を常に身近において聴くことを好む学生も少なくない.もはや,手話だ

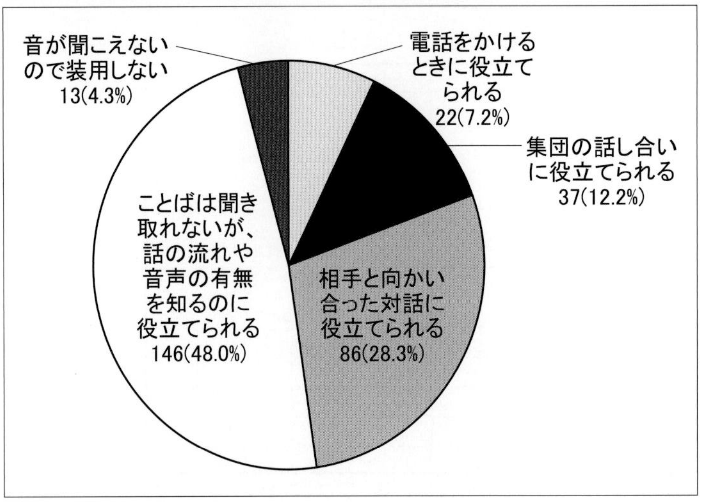

図 2.
「何のために補聴器を装用しているか」のアンケート調査(筑波技術大学の学生304人)

けでは満足しない青年が育っていることに気付かされる．高度専門的な高等教育には，手話に文字が加わらないと教育バリアが取り除けないと考える青年が確実に育ってきている．彼らはさらに「手話＋文字＋音・音声」を求めようとしている．これからの聴覚障害青年は聴覚活用と手話活用の両方の意義を融通無碍に受け止め，社会に出てからも補聴器あるいは人工内耳，手話／音声／文字変換機器などの新しい恩恵を生涯受け続けることができるのであろう．

聴覚活用を巡るコンフリクト

2000年代に入ると聾学校の教育への批判が全国的に高まった．『補聴器を着け聴能や発音の訓練を受ければ，よくコミュニケーションできる子どもに育つと信じて幼少時から聴覚口話法で頑張ったが，小学生になっても結局は満足に日本語が獲得できず，人の話を聞くこともできず，相手に通じにくい不明瞭な声しか出せない．今になってみれば聴覚活用の可能性があったとは信じられない．補聴器を装用させたのは無駄であった．小さい我が子にあのような苦労を強いるより，手話によるコミュニケーション方法を採るべきであった.』という訴えや反省が聴覚障害児を育てた一部の親から挙がった．

かつて，聴覚障害児の教育や療育の専門家が熱心さのあまり『どんなに重い難聴であっても残存保有する聴力があり，それを最大限に活用して親子のコミュニケーション関係つくりに頑張れば，人の話を聞き分け，明瞭な声で話すことができるようになり，電話が使えるようになるのも夢ではない.』と親を鼓舞したことからくる誤解は，人の話声だけに拘わった説明にあったと思われる．「耳は何のために付いているか」の問いに，「言葉を聞くため，言葉を覚えるため，言葉を話すため」と答えたことから，聴覚活用の本源的な目的が履き違えられてしまったのであろう．聴覚障害の程度が重くなればなるほど，言葉(音声言語)は耳から入りにくくなるのであるから，手話や文字などの視覚で代償することにより効果が大きくなるのは当然である．問題なのは,「手話があれば耳を塞いでしまっても大丈夫」と考えてしまうことである．人の耳から入る情報のうち，言葉はそのほんの一部にすぎない．耳を塞いで聴覚を使わないでしまうということは，言葉(音声言語)以外の，手話だけでは保障してくれない「音(環境音など)」をも受け入れられなくなるということである．視覚のみを通した情報保障には「抜け」がある．音声に代わる情報は保障されたが,「音」が抜け落ちてしまったことに気付かなければならない．

聴覚障害者とのコミュニケーションにかかわる者は，補聴器を着け聴覚を活用する目的が，単に音声がよく聞き取れて話が通じるようになることだと狭くとらえてしまいがちである．重度な難聴者にとっての聴覚の大事な意味には，たとえ「音声(話し言葉)」の聞き分けには役立たなくとも,「音」が聞こえることにより生活の空間や感性が広がりをみせるという側面がある．聴覚法，口話法，手話法など，どのような言語コミュニケーションの手段が選択されようとも，“空気中に生まれた生物としてのヒト”には音を受容する権利があり，聴覚には人としての感性を支える本源的な意義があるということも忘れてはならない．

手話と人工内耳を巡るバリアフリー・コンフリクト

1．手話と人工内耳の間のバリアフリー

本邦初の聴覚障害者のための高等教育機関（筑波技術短期大学）が設立されたのは1987年である．それに先立って世界には既に2つの聴覚障害者のための大学が存在していた．ギャローデット大学は，筑波技術大学より123年早く，1864年に創立されている．アメリカ国立聾工科大学（National Technical Institute for the Deaf；NTID）は筑波技術大学より22年早い1965年に創立されている．アメリカの両大学の歴代の学長は手話を使う聴覚障害者または耳の聞こえない親を持つCODA（コーダ）である（NTIDの初代学長であったキャッスル博士だけは健聴者）．

筆者は2019年11月にロチェスター工科大学内にあるNTIDを公式訪問し，バックレイ学長と3日間公私をともにした．聴覚障害者である学長は大学での会議や筆者との打ち合わせなどの場では当然手話だけを使い常に手話通訳者が同行していた．朝夕は学長が自ら運転して筆者の宿泊先のホテルと大学の間を送り迎えしてくれた．手話通訳者を伴わない学長と筆者の2人だけのドライブである．驚いたことに車内の二人の間で英語の音声会話がスムーズに交わされたのである．手話しか使わないろう者だと思っていたバックレイ学長は人工内耳を装用し上手に使いこなしていたのである．NTIDのキャンパスに到着し学長室に入ると人工内耳を外し，もはや学長は声を出さず手話通訳者が筆者とのコミュニケーションに介在するのであった．もし，バックレイ博士がNTIDの学長ではなく，もう一つの大学，手話の世界の創造を掲げ，ろう者の社会のリーダーとなる卒業生を輩出してきたギャローデット大学の学長の立場にあったとしたら，手話と人工内耳の間のバリア・コンフリクトに悩んだ末に，どちらか一つを選ぶ生き方をしたのであろう．マサチューセッツ工科大学（MIT）に次いで有名なロチェスター工科大学（RIT）のキャンパス内で聴覚障害者と健聴者が大学生活を共有し，卒業後は専門技術者として一般の社会で活躍する学生を育ててきたバックレイ学長であるからこそ，手話と人工内耳の間の融通無碍なバリアフリー実践を身を持って行えたのであろう．

2．コミュニケーションモードの多様性を認めてのバリアフリー

“Hearing and Deafness”という名著がある[4]．CIDのデービス博士とシルバーマン博士の編著である．1947年の初版からアメリカでは耳鼻科医やオーディオロジストの必読の教科書であった．この第4版（1978年）を筆者も含めCID留学仲間が集まり訳本を出版した（1988年）[5]．本の題名“Hearing and Deafness”を何と訳そうと考えた末に「聴覚障害学」とすることに決めた．これが「聴覚障害学」の用語が活字になって広まるきっかけとなった．40年以上も前の聴覚口話法一辺倒のCIDがかかわって出版された第4版の第15章には「手話」が，さらに第20章には「ろう文化」が書き加えられたのである．当時，保守的なまでに聴覚活用に拘ってきたCIDが，手話に触れ始めたということは大変な驚きであった．オーディオロジーの世界が手話と聴覚活用の対立ではなく，上手い組み合わせを模索しようとする新しい展開の兆しがみえたのである．

人間は，聞こえる・聞こえないにかかわらず言語を有し，その固有の言語がその人のアイデンティティの基礎を形作るので極めて重要なものであり尊重されなければならない．特に，障害問題にかかわるステークホルダー（当事者も専門家も）がコミュニケーションモード（音声，手話，文字）の多様性を認め合わないと，人々や社会や国の寛容性が失われ，障害者の育ち方・学び方・生き方が辛くなるのである．

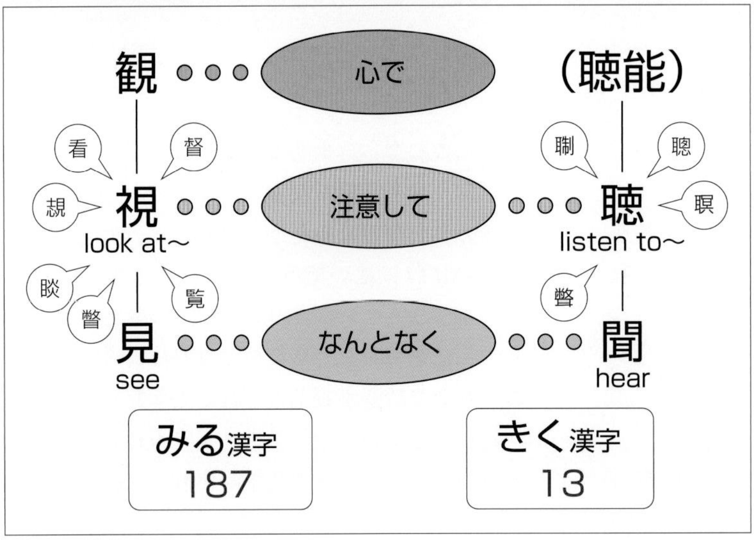

図 3.
「みる」と「きく」の漢字

おわりに

古来中国でつくられた「目」の付いた漢字は,「見る」「視る」「覧る」「看る」「督る」「観る」など187もある. 一方,「耳」の付いた「きく」の漢字にも,「何となくきく」という「聞く」(hear)から,「注意してきく」という意味の「聴く」(listen to〜, 目的を持った聞き方)までいろいろあるが, それでもたった13漢字しかない(図3)[6].「きく」漢字が「みる」漢字に比べて圧倒的にその数が少ないことからも, 一般に聞こえに対する関心は非常に薄いことがわかる. 聞こえの障害は社会的に理解されにくく, 聴覚障害を巡るバリアの多くの要因はここに根差している. バリアフリーやバリアフリー・コンフリクトの課題解決には「聞こえない・聞こえにくい」ことに関する普段からの人々への理解・啓発を怠らないことが肝要である.

参考文献

1) 総理府：障害者白書(平成7年版). 東京官書普及, 1996.
2) 福島　智ほか(編)：バリアフリー・コンフリクト. 東京大学出版会, 2012.
Summary バリアフリー・コンフリクトという概念を初めて提議し, その実情と論理について諸相が網羅してある.
3) 大沼直紀(監修・著)：教育オーディオロジーハンドブック. ジアース教育新社, 2017.
Summary 聴覚障害児の聴覚補償の理論と学習指導の実践について解説した本邦初の教育オーディオロジーの成書である.
4) Davis H, Silverman R：Hearing and Deafness Fourth Edition Holt. Rinehart and Winston, 1978.
5) 大沼直紀ほか(訳)：聴覚障害学. 協同医書出版, 1988.
6) 続　有恒ほか(編)：心理学研究法, 第10巻観察. 東京大学出版会, 1974.

MB ENT, 265：79-85, 2021

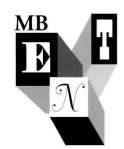

◆特集・耳鼻咽喉科疾患とバリアフリー

バリアフリーの支えとなる制度・法律

石川浩太郎*

Abstract 障害者の診療を行ううえで，障害者が利用できる社会福祉制度や，社会における障害者への対応を定めた制度を十分に理解する必要がある．身体障害者福祉法では，障害者支援の目的が述べられ，各種障害の内容とその程度分類が記載されている．障害者総合支援法では，障害者が日常生活または社会生活を営むために必要な，障害福祉サービスに係る給付，地域生活支援事業などが規定されている．補装具費支給制度もこの法律で規定されており，障害者を支援するために，もっとも理解しておかなければならない法律である．障害者差別解消法は，障害を理由とする差別解消を推進し，障害者に対する合理的配慮を行うことで，国民が障害者と共生する社会を実現することを目的としている．これらの法律や制度を理解することで，日常診療における障害者支援を円滑に行うことができる．

Key words 身体障害者福祉法(welfare law for the physically handicapped)，障害者総合支援法(comprehensive support law for persons with disabilities)，障害者差別解消法(disability discrimination act)，補装具費支給(prosthesis cost payment)，指定難病(designated intractable disease)

はじめに

日常の診療において，臨床医は患者の原因診断や治療に重きを置いて対応するのが常である．しかし「病気を治す」ことばかりに目が行きすぎると，治療が困難で症状の改善が望めない患者への対応がおろそかになりがちである．医師として，改善の見込みがない，症状が固定した「障害」を有する患者への対策を立案することも重要な役割である．また，社会全体においても，障害者との共生社会を考えるうえで，障害者が利用できる社会福祉制度や，社会における障害者への対応を定めた制度を十分に理解する必要がある．ここでは身体障害者福祉制度とそれに関連する法律について，特に耳鼻咽喉科医の立場から概説する．

障害者の現状と障害福祉に関する法律の歴史

令和元年(2019年)度版の障害者白書に参考資料として掲載されている，障害者の状況(2016年の調査結果)によると，障害者の総数は936.6万人で，人口の約7.4%に相当する．そのうち，身体障害者は436万人，知的障害者は108.2万人，精神障害者は392.4万人となっている．障害者全体は増加傾向にあり，また在宅・通所の障害者が増加傾向にある．高齢化社会を迎え，障害者における高齢者の割合も増加し，身体障害者436万人のうち，65歳以上の高齢者が74%を占める現状となっている[1)]．

障害保健福祉施策の歴史を振り返ると，1949年の身体障害者福祉法制定，1950年の精神衛生法制定，1960年の精神薄弱者福祉法制定から始まる．

* Ishikawa Kotaro，〒359-8555 埼玉県所沢市並木4-1 国立障害者リハビリテーションセンター病院 耳鼻咽喉科

表 1. 耳鼻咽喉科領域の身体障害者等級表

	聴覚障害	平衡機能障害	音声言語機能またはそしゃく機能障害
2級	両耳の聴力レベルが100デシベル以上のもの		
3級	両耳の聴力レベルが90デシベル以上のもの	平衡機能の極めて著しい障害	音声機能，言語機能またはそしゃく機能の喪失
4級	・両耳の聴力レベルが80デシベル以上のもの ・両耳による普通話声の最良の語音明瞭度が50％以下のもの		音声機能，言語機能またはそしゃく機能の著しい障害
5級		平衡機能の著しい障害	
6級	・両耳の聴力レベルが70デシベル以上のもの ・一側耳の聴力レベルが90デシベル以上，他側耳の聴力レベルが50デシベル以上のもの		

これらは何度か法律の名称変更などを経て現在に至っている．2006年に障害者自立支援法として3障害共通の制度が完成された．さらに，地域社会における共生の実現，難病を対象に含めるなどの改変を加え，2013年に障害者総合支援法が施行された．生活と就労に関する支援の充実化を目的とした2016年5月の改正を経て，現在に至っている．

一方，1970年に心身障害者対策基本法が制定され，1993年には，これが障害者基本法に変更され，2011年には共生社会の実現をめざして改正が行われ，現在に至っている．

さらに，国連の「障害者の権利に関する条約」の締結に向けた国内法制度の整備の一環として，すべての国民が，障害の有無によって分け隔てられることなく，相互に人格と個性を尊重し合いながら共生する社会の実現に向け，障害を理由とする差別の解消を推進することを目的として，2013年6月，「障害を理由とする差別の解消の推進に関する法律」(いわゆる「障害者差別解消法」)が制定され，2016年4月1日から施行された．

身体障害者福祉法

身体障害者福祉法は1949年に制定された法律で，第1条にこの法律の目的として，「この法律は，障害者の日常生活及び社会生活を総合的に支援するための法律(平成十七年法律第百二十三号)と相まって，身体障害者の自立と社会経済活動への参加を促進するため，身体障害者を援助し，及び必要に応じて保護し，もつて身体障害者の福祉の増進を図ることを目的とする.」と記載されている[2]．様々な身体障害者に関する事項が定められているが，耳鼻咽喉科医にとって，関係が深い内容としては，身体障害者福祉法施行規則別表第5号として身体障害者障害程度等級表が示されており，これにより各種障害の内容とその程度が分類されている．耳鼻咽喉科医がかかわる障害としては，聴覚障害，平衡機能障害，音声言語機能障害，そしゃく機能障害(嚥下機能を含む)が明記されている．その分類の詳細は表1に示す．

聴覚障害は平均聴力(4分法)と最高語音明瞭度を基に6級，4級，3級，2級と分けられている．両側難聴を有することが原則であり，6級では左右差の大きい難聴が定義されているが，一側性難聴は障害認定できない．両側の最高語音明瞭度が50％以下の場合は聴力レベルにかかわらず4級を取得できる．なお，検査の際は適切な音圧で語音を提示する必要があり，検査結果の写しを要求されることがある．また，申請時に聴覚障害を取得していない者が，初めて2級を申請する場合は聴性脳幹反応検査などの他覚的聴力検査の実施と結果の写しの添付が必要である．

平衡機能障害は3級と5級に分けられている．極めて著しい障害とは，閉眼にて起立不能または開眼で直線を歩行中10 m以内に転倒もしくは著しくよろめいて歩行を中断せざるを得ないものをいう．著しい障害とは，閉眼で直線を歩行中10 m以内に転倒または著しくよろめいて歩行を中断せざるを得ないものをいう．申請の際はこれらの所見のみでなく，温度眼振検査や重心動揺検査などの平衡機能検査結果も合わせて記載することが望ましい．

音声言語機能障害は3級と4級に分けられている．機能の喪失とは，音声を全く発することができないか，発声しても言語機能を喪失したもので，家族，他人ともに音声言語を介してコミュニケーションが取れない状態を指す．機能の著しい障害とは，家族とは意思疎通が取れるが，他人とはコミュニケーションが取れない状態を指す．申請の際は障害の原因となる疾患を診断できる検査結果や障害程度がわかる病状を記載することが必要である．

そしゃく機能障害は経管栄養への依存度に応じて3級と4級に分けられている．機能の喪失とは，経管栄養以外に方法のないそしゃく・嚥下機能の障害をいう．機能の著しい障害とは，経口摂取のみでは栄養保持ができず，経管栄養を併用せざるを得ない状態をいう．なお，局所所見，内視鏡下嚥下機能検査，嚥下造影検査などの結果を記載することが必要である．なお口蓋裂などによる咬合異常で申請する場合は，歯科医の意見書を添付する必要がある．

また，各都道府県において設置される更生相談所については第12条で述べられている．第15条には身体障害者手帳に関することが明記されており，その第2項には指定医師に関する記載がある．身体障害者の認定を行う医師は，都道府県知事からの指定を受ける必要がある．その他，第二章「更生援護」の第二節では障害福祉サービス，障害者支援施設などへの入所などの措置に関する内容，第三節には盲導犬や聴導犬などの補助犬の貸与に関すること，第四節には社会参加の促進について述べられている．

障害者総合支援法の概要

障害者総合支援法(障害者の日常生活および社会生活を総合的に支援するための法律)の目的と基本理念は，第1条に「この法律は，障害者基本法(昭和四十五年法律第八十四号)の基本的な理念にのっとり，身体障害者福祉法(昭和二十四年法律第二百八十三号)，知的障害者福祉法(昭和三十五年法律第三十七号)，精神保健及び精神障害者福祉に関する法律(昭和二十五年法律第百二十三号)，児童福祉法(昭和二十二年法律第百六十四号)その他障害者及び障害児の福祉に関する法律と相まって，障害者及び障害児が基本的人権を享有する個人としての尊厳にふさわしい日常生活又は社会生活を営むことができるよう，必要な障害福祉サービスに係る給付，地域生活支援事業その他の支援を総合的に行い，もって障害者及び障害児の福祉の増進を図るとともに，障害の有無にかかわらず国民が相互に人格と個性を尊重し安心して暮らすことのできる地域社会の実現に寄与することを目的とする．」とうたわれている[3]．法律の基本的仕組みは，第一に目的と基本理念が書かれており，続いて第二に給付体系，第三にサービス体系，第四に支給決定，第五に利用者負担，第六に障害福祉制度と障害福祉計画，最後の第七に実施主体について述べられている．この法律に基づく支援を総合的に行うことにより，障害の有無にかかわらず，誰もが安心して暮らせる社会を目指し，地域社会での共生や社会的障壁の除去が実現される．「制度は共通に，支援は個別に」の考えのもと，国は障害福祉計画策定の拠り所となる基本指針を作成し，都道府県は市町村に対して広域的・専門的支援を行い，市町村が障害福祉サービスの実施主体となっている．

障害者総合支援法の主な給付，事業は，先に述べた通り市町村が中心となっており，都道府県は後で述べる地域生活支援事業に対して，広域支援や人材育成などを担当している．主な給付や事業内容は図1に示す通り，① 居宅介護，短期入所，施設入所支援などの介護給付，② 自立訓練，就労移行支援などの訓練等給付，③ 相談支援，④ 更生医療，育成医療などの自立支援医療，⑤ 補装具，⑥ 意思疎通支援，移動支援，日常生活用具，地域活動支援センターなどの地域生活支援事業などがある．障害福祉サービスなどに関する公的負担および利用者負担は年々拡大し，平成30(2018)年で

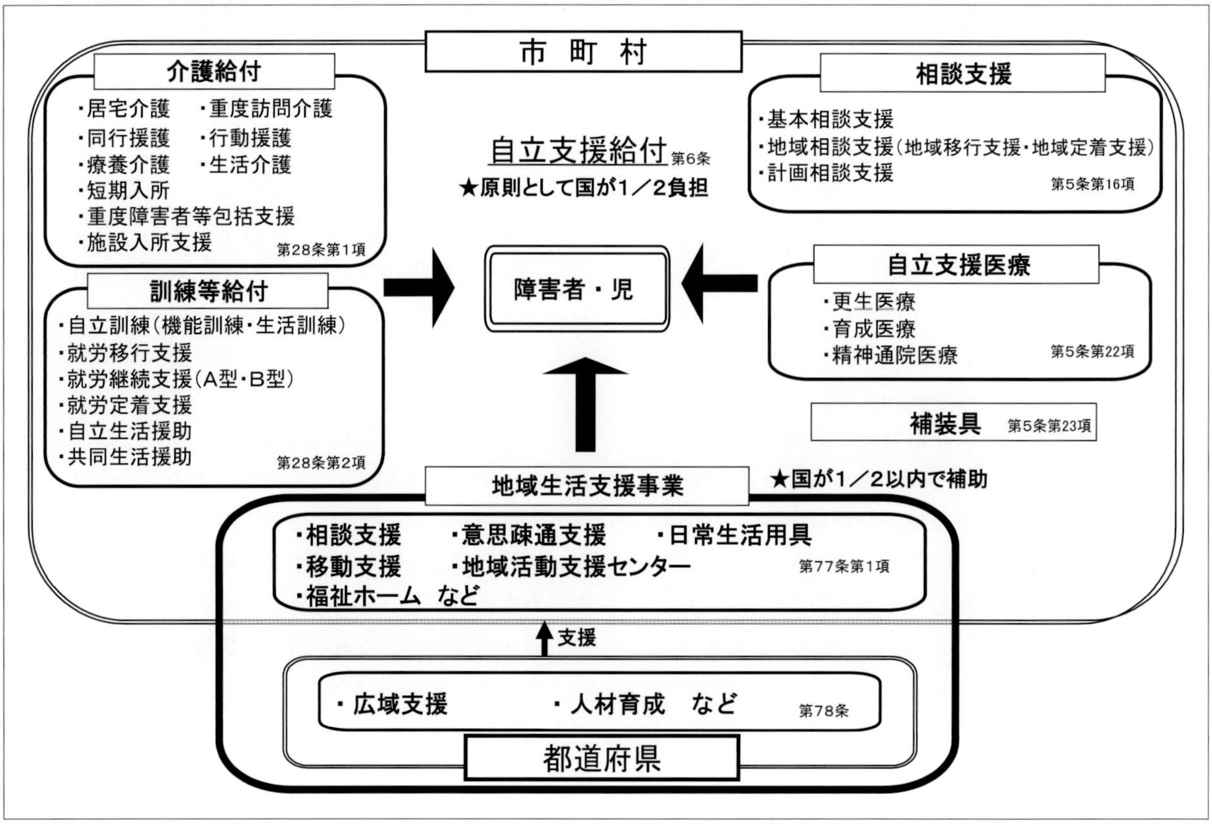

図 1. 障害者総合支援法の給付・事業

総額が2.6兆円，このうち約半分を国，残り半分を地方自治体，約182億円(0.7%)が利用者負担となっている．

耳鼻咽喉科領域の患者で障害者総合支援法の対象となるのは，先に述べた4領域の身体障害者手帳を取得したものと，厚生労働省が定めた指定難病を有するものである．2019年7月までに333疾患が難病指定されている．耳鼻咽喉科領域では若年発症型両側感音難聴，アッシャー症候群，遅発性内リンパ水腫などが挙げられる．難病で補装具費支給を受けるには，例えば難聴の場合，両側70 dB以上の難聴を認めることが必要であるが，固定した症状を確認する障害認定と異なり，症状が変化する場合には悪化した状態で判定することが可能である．

障害者総合支援法の詳細

1．補装具費支給制度

耳鼻咽喉科医にとって，障害者総合支援法とかかわる機会がもっとも多いのが，補装具費支給制度である．この制度の対象者は，障害者として認定されたもの，および一定基準以上の障害を有する難病患者となっている．補装具とは障害者などの身体機能を補完し，または代替し，かつ長期間にわたり継続して使用されるもの，その他の厚生労働省令で定める基準に該当するものとし，義肢，装具，車いすその他の厚生労働大臣が定めるものとされている．身体障害者の職業その他日常生活の能率の向上を図ること，身体障害児について将来，社会人として独立自活するための素地を育成・助長することを目的としている．補装具費の支給申請は，障害者本人が作成した申請書，身体障害者福祉法15条第1項に基づく指定医が作成した補装具費支給意見書，見積書を添えて行う．補聴器やオーダーメイド車いす，重度障害者用意思伝達装置などは医師の意見書などにより更生相談所が判定を行う．

補装具の判定基準は明確に決められている．例えば補聴器の場合，対象者はその聴力に応じて高度難聴用，重度難聴用の補聴器が真に必要なもので，一般的にはポケット型または耳かけ型で対応し，耳あな型や骨導式は真に必要な者のみ適応となる．一つの障害に対して，支給できる補装具は一つであるという原則に基づき，通常，支給できる補聴器は片側のみである．しかし，教育上，職業上，障害上などの理由で両耳装用が好ましいと診断される場合は，両耳を支給されることがある．障害者本人による差額自己負担を条件とする支給決定は，素材やデザインなど，嗜好による場合のみとすることが原則で，高度難聴用から重度難聴用への変更など，機能の追加や向上は認められない．耐用年数への考え方は，耐用年数は，通常に使用していて修理不能になるまでの予想年数であり，実際には，頻度や環境によって相当の長短があると思われる．耐用年数になったから自動的に再支給されるものでもないし，耐用年数に満たないから支給されないわけでもない，ということを誤解しないように注意が必要である．

また，身体障害者，児の障害の現症，生活環境その他，真にやむを得ない事情により，告示に定められた補装具の項目に該当するものであって，別表に定める名称，型式，基本構造などによる分類ができない補装具を支給する場合は特例補装具として支給することができる．実例として軟骨伝導補聴器は，外耳道閉鎖症などの障害者に審査のうえ，特例補装具として支給される可能性があると考えられる．また，デジタル無線方式補聴援助システムなども現状では特例補装具に含まれている．

人工内耳音声信号処理装置(スピーチプロセッサ)は，基本的に医療保険の対象となる医療機器である．手術の際の新規使用や，修理不能の破損などで処方が必要な際は，健康保険を使用することが可能である．一方，修理の際は，健康保険の適用とならないため，メーカーの保証期間外である場合で，患者の動産保険(任意保険)の対象とならない場合は，補装具費支給制度で修理費の交付を受けることが可能となった．なお一部地域で，後で述べる日常生活用具制度を利用して，人工内耳音声処理装置の補助を行っている自治体があるが，本来，その処方は健康保険などで対応すべきものであるので，このような補助は適切ではないという考えが平成31(2019)年3月の障害保健福祉関係主幹課長会議資料で示されている．

2．その他の給付・事業

人工内耳植込術を行う医師であればなじみ深いのが，自立支援医療制度である．障害者(児)が自立した日常生活または社会生活を営むために必要な心身の障害を除去・軽減するための医療について，医療費の自己負担額を軽減するための公費負担医療である．18歳未満の児童福祉法第4条第2項に規定する障害児を対象とする育成医療と，18歳以上の身体障害者福祉法第4条に規定する身体障害者を対象とする更生医療がある．患者の負担が過大なものとならないよう，所得に応じて1ヶ月当たりの負担額が設定されている．また，費用が高額な治療を長期にわたり継続しなければならない(重度かつ継続)者および育成医療の中間所得層についてはさらなる軽減措置が実施されている．

耳鼻咽喉科領域の障害者は，その他の事業として，地域生活支援事業を利用する機会が多いと考えられる．地域生活支援事業は障害者が自立した日常生活または社会生活を営むことができるように地域の特性や利用者の状況に応じて対応がなされる．障害者からの相談に応じ，必要な情報提供や便宜を図る相談支援事業，手話通訳者や要約筆記者の派遣など，意思疎通に支障がある障害者に対する意志疎通支援事業，喉頭全摘出術後の音声障害者が利用する人工喉頭や重度聴覚障害者が利用する聴覚障害者用情報受信装置など，日常生活が円滑に行われるための用具の給付，貸与などを行う日常生活用具給付事業などが挙げられる．この他に身体障害者補助犬の育成，手話通訳者，要約筆記者などの養成，字幕入り映像ライブラリー事業などが行われている．聴覚障害者情報提供施設(点字図書館などと共用)の設置を行い，字幕入りのビデオ制作貸出，情報機器の貸出，手話通訳者の派遣などを行っている．さらには，生活の自立や就労移行，継続，定着などのために行う訓練への給付措置などが規定されている．

障害者差別解消法

2013年6月に「障害を理由とする差別の解消の推進に関する法律」(いわゆる「障害者差別解消法」)が制定され，2016年4月1日から施行された．第一条には，この法律の目的として，「この法律は，障害者基本法(昭和四十五年法律第八十四号)の基本的な理念にのっとり，すべての障害者が，障害者でない者と等しく，基本的人権を享有する個人としてその尊厳が重んぜられ，その尊厳にふさわしい生活を保障される権利を有することを踏まえ，障害を理由とする差別の解消の推進に関する基本的な事項，行政機関等及び事業者における障害を理由とする差別を解消するための措置等を定めることにより，障害を理由とする差別の解消を推進し，もってすべての国民が，障害の有無によって分け隔てられることなく，相互に人格と個性を尊重し合いながら共生する社会の実現に資することを目的とする．」とうたわれている．

この法律で国や地方公共団体は障害を理由とする差別の解消の推進に関して必要な施策を策定し，およびこれを実施しなければならないと定めている．また，国民の責務として，第一条に規定する社会を実現するうえで障害を理由とする差別の解消が重要であることに鑑み，障害を理由とする差別の解消の推進に寄与するよう努めなければならない，としている．

この法律では，行政機関や事業者が行わなければならない障害を理由とする差別を解消するための合理的配慮を定めているが，行政機関と事業者で求められる合理的配慮の程度が異なっている．なお，事業者は「商業その他の事業を行う者(地方公共団体の経営する企業及び公営企業型地方独立行政法人を含み，国，独立行政法人等，地方公共団体及び公営企業型以外の地方独立行政法人を除く．)であり，目的の営利・非営利，個人・法人の別を問わず，同種の行為を反復継続する意思をもって行う者である．したがって，例えば，個人事業者や対価を得ない無報酬の事業を行う者，非営利事業を行う社会福祉法人や特定非営利活動法人も対象となる．」と定められている．行政機関には，障害者から現に社会的障壁の除去を必要としている旨の意思の表明があった場合において，その実施に伴う負担が過重でないときは，障害者の権利利益を侵害することとならないよう，当該障害者の性別，年齢および障害の状態に応じて，社会的障壁の除去の実施について必要かつ合理的な配慮をしなければならないと，その対応を義務としている．一方，事業者に対しては，社会的障壁の除去の実施について必要かつ合理的な配慮をするように努めなければならない，と努力目標としているところに違いがある．合理的配慮の内容としては，筆談，読み上げ，手話などによるコミュニケーション，わかりやすい表現を使って説明をするなどの意思疎通の配慮，車椅子利用者のために段差に携帯スロープを渡す，高い所に陳列された商品を取って渡すなどの物理的環境への配慮，障害の特性に応じた休憩時間の調整などのルール・慣行の柔軟な変更などが挙げられている．

また，国および地方公共団体に対しては，障害を理由とする差別の解消について国民の関心と理解を深めるとともに，特に，障害を理由とする差別の解消を妨げている諸要因の解消を図るため，必要な啓発活動を行うよう求めている．

おわりに

これまで障害者を支援する法律や制度について述べてきた．診療を担当する医師として，これらの法律や制度を理解しておくことは，障害者に対する適切な支援や対応を提供するために重要であり，医師が積極的にこれらの情報提供を行うことで，障害者の生活が改善する可能性がある．医学的情報のみならず，このような社会的情報にも目を向けて診療を行ってもらえれば幸いである．

参考文献

1）参考資料 障害者の状況．内閣府ホームページ．https://www8.cao.go.jp/shougai/whitepaper/r01hakusho/zenbun/siryo_02.html（令和 3 年 5 月 23 日　確認）
Summary 内閣府の障害者統計がまとめられている．

2）身体障害者福祉法．厚生労働省ホームページ．https://www.mhlw.go.jp/web/t_doc?dataId=83006000&dataType=0&pageNo=1（令和 3 年 5 月 23 日　確認）
Summary 身体障害者福祉法の条文が掲載されている．

3）障害者の日常生活及び社会生活を総合的に支援するための法律．厚生労働省ホームページ．https://www.mhlw.go.jp/web/t_doc?dataId=83aa7574&dataType=0&pageNo=1（令和 3 年 5 月 23 日　確認）
Summary 障害者総合支援法の条文が掲載されている．

4）障害を理由とする差別の解消の推進に関する法律．内閣府ホームページ．https://www8.cao.go.jp/shougai/suishin/law_h25-65.html（令和 3 年 5 月 23 日　確認）
Summary 障害者差別解消法の条文が掲載されている．

FAXによる注文・住所変更届け

改定：2015年1月

毎度ご購読いただきましてありがとうございます.

読者の皆様方に小社の本をより確実にお届けさせていただくために，FAXでのご注文・住所変更届けを受けつけております．この機会に是非ご利用ください.

◇ご利用方法

FAX専用注文書･住所変更届けは，そのまま切り離してFAX用紙としてご利用ください．また，注文の場合手続き終了後，ご購入商品と郵便振替用紙を同封してお送りいたします．**代金が5,000円をこえる場合，代金引換便とさせて頂きます**．その他，申し込み・変更届けの方法は電話，郵便はがきも同様です.

◇代金引換について

本の代金が5,000円をこえる場合，代金引換とさせて頂きます．配達員が商品をお届けした際に，現金またはクレジットカード･デビットカードにて代金を配達員にお支払い下さい(本の代金＋消費税＋送料)．(※年間定期購読と同時に5,000円をこえるご注文を頂いた場合は代金引換とはなりません．郵便振替用紙を同封して発送いたします．代金後払いという形になります．送料は定期購読を含むご注文の場合は頂きません)

◇年間定期購読のお申し込みについて

年間定期購読は，1年分を前金で頂いておりますため，代金引換とはなりません．郵便振替用紙を本と同封または別送いたします．送料無料，また何月号からでもお申込み頂けます.

毎年末，次年度定期購読のご案内をお送りいたしますので，定期購読更新のお手間が非常に少なく済みます.

◇住所変更届けについて

年間購読をお申し込みされております方は，その期間中お届け先が変更します際，必ずご連絡下さいますようよろしくお願い致します.

◇取消，変更について

取消，変更につきましては，お早めにFAX，お電話でお知らせ下さい.

返品は，原則として受けつけておりませんが，返品の場合の郵送料はお客様負担とさせていただきます．その際は必ず小社へご連絡ください.

◇ご送本について

ご送本につきましては，ご注文がありましてから約1週間前後とみていただきたいと思います．お急ぎの方は，ご注文の際にその旨をご記入ください．至急送らせていただきます．2～3日でお手元に届くように手配いたします.

◇個人情報の利用目的

お客様から収集させていただいた個人情報，ご注文情報は本サービスを提供する目的(本の発送，ご注文内容の確認，問い合わせに対しての回答等)以外には利用することはございません.

その他，ご不明な点は小社までご連絡ください.

株式会社 全日本病院出版会
〒113-0033 東京都文京区本郷3-16-4-7F
電話03(5689)5989　FAX03(5689)8030　郵便振替口座00160-9-58753

年　月　日

Monthly Book

ENTONI

エントーニ

FAX 専用注文書

「Monthly Book ENTONI」誌のご注文の際は，この FAX 専用注文書もご利用頂けます．また電話でのお申し込みも受け付けております．
毎月確実に入手したい方には年間購読申し込みをお勧めいたします．また各号 1 冊からの注文もできますので，お気軽にお問い合わせください．

バックナンバー合計 5,000 円以上のご注文は代金引換発送

—お問い合わせ先—
㈱全日本病院出版会 営業部
電話 03(5689)5989　FAX 03(5689)8030

□年間定期購読申し込み　No.　から

□バックナンバー申し込み

No.　－　冊	No.　－　冊	No.　－　冊	No.　－　冊
No.　－　冊	No.　－　冊	No.　－　冊	No.　－　冊
No.　－　冊	No.　－　冊	No.　－　冊	No.　－　冊
No.　－　冊	No.　－　冊	No.　－　冊	No.　－　冊

□他誌ご注文

冊	冊

お名前	フリガナ ㊞	診療科
ご送付先	〒　－ □自宅　□お勤め先	
電話番号		□自宅 □お勤め先

年　　月　　日

住 所 変 更 届 け

お 名 前	フリガナ	
お客様番号		毎回お送りしています封筒のお名前の右上に印字されております8ケタの番号をご記入下さい。
新お届け先	〒　　　　　　　都道 　　　　　　　　府県	
新電話番号	（　　　　　）	
変更日付	年　　月　　日より	月号より
旧お届け先	〒	

※ 年間購読を注文されております雑誌・書籍名に✓を付けて下さい。

☐ Monthly Book Orthopaedics （月刊誌）
☐ Monthly Book Derma. （月刊誌）
☐ 整形外科最小侵襲手術ジャーナル （季刊誌）
☐ Monthly Book Medical Rehabilitation （月刊誌）
☐ Monthly Book ENTONI （月刊誌）
☐ PEPARS （月刊誌）
☐ Monthly Book OCULISTA （月刊誌）

FAX 03-5689-8030

全日本病院出版会行

Monthly Book ENTONI バックナンバー

No.217　編集企画／吉田尚弘
わかりやすいANCA関連血管炎性中耳炎(OMAAV)
—早期診断と治療—

No.218　編集企画／守本倫子
耳鼻咽喉科における新生児・乳幼児・小児への投薬
—update—　増刊号　5,400円＋税

No.219　編集企画／松根彰志
ネブライザー療法—治療効果を高めるコツ—

No.220　編集企画／川内秀之
あなどれない扁桃・扁桃周囲病変の診断と治療

No.221　編集企画／曾根三千彦
ここが知りたい耳鼻咽喉科に必要な他科の知識

No.222　編集企画／西野　宏
子どもから大人までの唾液腺疾患—鑑別の要点—

No.223　編集企画／坂田俊文
みみ・はな・のど診断 これだけは行ってほしい
決め手の検査　増大号　4,800円＋税

No.224　編集企画／保富宗城
子どもの中耳炎Q & A

No.225　編集企画／喜多村　健
高齢者のみみ・はな・のど診療マニュアル

No.226　編集企画／大森孝一
災害時における耳鼻咽喉科の対応

No.227　編集企画／林　達哉
小児の反復性症例にどう対応するか

No.228　編集企画／鈴木元彦
鼻出血の対応

No.229　編集企画／齋藤　晶
耳鼻咽喉科と漢方薬—最新の知見—

No.230　編集企画／鈴木雅明
子どもの睡眠・呼吸障害—病態・合併症・治療—

No.231　編集企画／松原　篤
耳鼻咽喉科医が頻用する内服・外用薬
—選び方・上手な使い方—　増刊号　5,400円＋税

No.232　編集企画／平野　滋
せき・たん—鑑別診断のポイントと治療戦略—

No.233　編集企画／内田育恵
耳鼻咽喉科と認知症

No.234　編集企画／山中敏彰
メニエール病—押さえておきたい診断・治療のコツ—

No.235　編集企画／岩井　大
“みみ・はな”私のday & short stay surgery
—適応と限界—

No.236　編集企画／市川銀一郎
早わかり！耳鼻咽喉科診療ガイドライン，手引き・マニュアル
—私の活用法—　増大号　4,800円＋税

No.237　編集企画／和田弘太
耳鼻咽喉科外来でみる小児アレルギー疾患

No.238　編集企画／梅野博仁
咽喉頭逆流症—診断・治療のポイント—

No.239　編集企画／堤　剛
耳鼻咽喉科領域の痛みのすべて—訴えにどう対応するか—

No.240　編集企画／鈴木賢二
知っておくべき耳鼻咽喉科領域における医薬品副作用

No.241　編集企画／竹野幸夫
“はなづまり”を診る

No.242　編集企画／鈴木光也
小児のみみ・はな・のど救急対応—治療と投薬—

No.243　編集企画／大谷真喜子
耳鼻咽喉科医に必要なスポーツ診療の知識

No.244　編集企画／羽藤直人
耳鼻咽喉科の問診のポイント
—どこまで診断に近づけるか—　増刊号　5,400円＋税

No.245　編集企画／本間明宏
私の新しい耳鼻咽喉科診療スタンダード
—10～20年前とどう変わったか—

No.246　編集企画／志賀清人
頭頸部癌免疫療法の最前線

No.247　編集企画／池園哲郎
耳鼻咽喉科診療の新しいテクノロジー

No.248　編集企画／神田幸彦
補聴器・人工中耳・人工内耳・軟骨伝導補聴器
—聞こえを取り戻す方法の比較—

No.249　編集企画／將積日出夫
エキスパートから学ぶめまい診療
増大号　4,800円＋税

No.250　編集企画／藤枝重治
詳しく知りたい！舌下免疫療法

No.251　編集企画／三輪高喜
味覚・嗅覚の診療update

No.252　編集企画／原　浩貴
高齢者の誤嚥をみたらどうするか

No.253　編集企画／小林一女
聴覚検査のポイント—早期発見と適切な指導—

No.254　編集企画／白崎英明
口腔アレルギー症候群—診断と治療—

No.255　編集企画／山田武千代
患者満足度up！
耳鼻咽喉科の適切なインフォームド・コンセント

No.256　編集企画／岩﨑真一
めまい・ふらつき—QOL向上をめざした診療—

No.257　編集企画／市村恵一
みみ・はな・のどの外来診療update
—知っておきたい達人のコツ26—　増刊号　5,400円＋税

No.258　編集企画／佐野　肇
耳鳴・難聴への効果的アプローチ

No.259　編集企画／岩井　大
“口腔咽頭・頸部”私のday & short stay surgery
—コツと経験—

No.260　編集企画／岡野光博
高齢者の鼻疾患

No.261　編集企画／小川　洋
先天性サイトメガロウイルス感染症と難聴
—診断・予防・治療—

No.262　編集企画／中田誠一
ここが知りたい！ CPAP療法

No.263　編集企画／小林俊光
エキスパートから学ぶ最新の耳管診療
増大号　4,800円＋税

No.264　編集企画／須納瀬　弘
耳鼻咽喉科外来処置での局所麻酔

通常号⇒2,500円+税
※No.216以前発行のバックナンバー，
各目次等の詳しい内容はHP
(www.zenniti.com) をご覧下さい．

次号予告

知っておきたいみみ・はな・のどの感染症
—診断・治療の実際—

No. 266（2022 年 1 月号）

編集企画／福島県立医科大学教授　室野重之

No. 265　編集企画：
中川尚志　九州大学教授

Monthly Book ENTONI　No. 265

2021 年 12 月 15 日発行（毎月 1 回 15 日発行）

定価は表紙に表示してあります.

Printed in Japan

発行者　末　定　広　光

発行所　株式会社　**全日本病院出版会**

〒 113-0033 東京都文京区本郷 3 丁目 16 番 4 号 7 階
電話（03）5689-5989　Fax（03）5689-8030
郵便振替口座 00160-9-58753

印刷・製本　三報社印刷株式会社　電話（03）3637-0005

広告取扱店　㈾日本医学広告社　電話（03）5226-2791